De lo físico a lo sutil

Nuestra constitución física y energética

- Biblioteca ConCiencia -

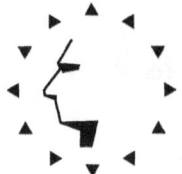

De lo físico a lo sutil
Nuestra constitución física y energética

Dra. Inmaculada Nogués

Prólogo del Dr. Jorge Carvajal

toExcel
New York San Jose Lincoln Shanghai

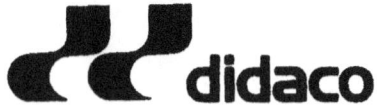

De lo físico a lo sutil

Published by toExcel, an imprint of iUniverse.com, Inc.
By arrangement with Didaco S.A.

For information address:
iUniverse.com, Inc.
620 North 48th Street
Suite 201
Lincoln, NE 68504-3467
www.iUniverse.com

ISBN: 1-58348-408-6

Printed in the United States of America

Dedicatoria

*A los Maestros que me han enseñado y
guiado en el reconocimiento de lo que Yo Soy*

*A mis padres Julio y Consuelo
por su amor y apoyo incondicional*

*A todos los amigos
con los que juntos estamos creciendo.*

Agradecimientos

*A tantos y tantos amigos que me han
estimulado y apoyado en este proyecto y
muy especialmente a Jordi, Esther, Marisa,
Melchor, Ray, Jesús, María, José Andrés,
Silvia, Esperanza, Ainhoa... y a Rosa por
ayudarme a desarrollar mi intuición.*

A todos ellos mi más sincera gratitud.

▓ Índice

■ Prólogo

Reconocer el instrumento maravilloso del cuerpo, revelar el potencial del médico interior que lo habita para ser íntegros... para ser salud. Inma, con el espíritu de la sencillez que descubre el significado de las partes cuando se pueden mirar desde la totalidad, nos lleva por el fascinante mundo de la materia y la energía humanas para presentir la vida. Allí, detrás de la Bioquímica y la Biofísica, como una invisible trama, el tejido de la Consciencia hace de nosotros la Humanidad. Energías sutiles traduciendo sentimientos y pensamientos en movimientos tangibles, vibraciones resonantes sosteniendo la conectividad, vórtices de energía precipitándose en glándulas y hormonas: la sintonía de la vida, materia, energía, información, conciencia, armónicos de la misma nota fundamental: Dios en el templo de nuestro cuerpo.

Dr. Jorge Carvajal
Médico (Colombia)

■ Introducción

Mientras estaba sumergida en mis pensamientos, un día me di cuenta de una idea que primero me hizo sonreír, pero más tarde reflexionar, y pensé:

... a la VIDA llegamos sin libro de instrucciones...
¡Vaya! –me dije a mí misma–, no me extraña que nos desenvolvamos en ella como podamos, y que no siempre nos sea fácil hacerlo bien.
Porque, ¿cómo podemos llevar a buen puerto un barco, si no sabemos cómo está constituido y desconocemos las reglas para navegar? Realmente, si acertamos será por pura casualidad o porque tenemos desplegada la antena de la intuición con la que percibimos qué debemos hacer, pero eso no es suficiente, ¡hemos de hacerle caso!

Gracias a mi trabajo como médico de familia he podido conocer y observar a muchos seres humanos desde una posición privilegiada, aproximándome a su esencia más profunda, y así comprenderlos en su globalidad. Y en ese día a día, me cuestionaba cuál debía ser nuestra *Constitución,* pero no sólo desde el punto de vista de nuestro cuerpo físico, que tan detalladamente había estudiado en mis días de universidad cuando me explicaban su anatomía y fisiología, si no desde ese *algo más* que intuía. Y me preguntaba cuáles debían ser nuestras *Reglas,* porque en ellas podía haber claves importantes para nuestro autoconocimiento, si no queríamos que las mareas y los vientos de la Vida llevaran nuestro barco sin rumbo. Estaba convencida de que si nos conocíamos más profundamente podíamos evitarnos mucho sufrimiento y dolor, desarrollar recursos para mitigarlos y hacer mucho más para mantenernos sanos y felices. Tanto dolor y sufrimiento eran indicativos de algo que no hacíamos bien, algo que debíamos conocer, aprender... o tal vez recordar. Pero ¿qué era *eso*?, ¿qué era *eso* que probablemente habíamos olvidado? No lo sabía, no tenía respuestas, tan sólo la semilla de la búsqueda.

Busqué, leí, pregunté, investigué, y en todo ese proceso observé lo poco que sabíamos de nosotros mismos. Así, poco a poco fui adentrándome en el estudio de nuestro Ser, de nuestra constitución. Ese estudio abarcó muchos más planos de los que en un principio podía imaginar.

Y comencé un viaje desde lo más evidente y conocido hasta lo más sutil y desconocido. Un proceso de síntesis, de integración; fusión de dos polos: ciencia e intuición, materia y espíritu, todo ello expresión dual de una misma realidad. Un recorrido desde los modelos más avanzados de la física hasta la sabiduría más antigua de Oriente.

Gran parte del enfoque actual que tenemos de nosotros mismos se fundamenta en el modelo newtoniano de entender la realidad; un modelo mecanicista que interpreta al ser humano como una compleja "máquina biológica", en la que se considera, por ejemplo: el corazón como una bomba, el riñón como un filtro, el cerebro como una computadora, etc. Así interpretaba Newton el Universo: como una gran "máquina". Esta visión mecanicista nos ha permitido introducirnos muy profundamente en el estudio de nuestra constitución *superficial*, y al decir superficial no le damos la connotación de menos importancia, sino que nos referimos al aspecto más material o físico de nosotros mismos. Y en este terreno hemos realizado, y continuamos realizando, avances maravillosos, llegando a límites insospechados. De ello se encargan la anatomía y la fisiología, tanto en medicina como en biología.

Aunque eso es sólo una "parte" de nuestra realidad. Todos sentimos que el Ser Humano es algo más que una compleja máquina, suma de órganos físicos, intercambios y reacciones químicas o enzimáticas, etc. Existe algo más que da Vida y anima nuestro ser. Esa energía, fuerza vital, o como la llamaba Hipócrates *Vis Natura Medicatrix* (término que él empleaba refiriéndose a la *fuerza interna* de que disponemos para nuestro correcto funcionamiento y que da Vida a la vida).

A esa concepción mecanicista newtoniana, todavía no hemos integrado lo que nos ha llegado de otro destacado físico, Albert Einstein, que estableció una relación entre materia y energía plasmándola en su conocida ecuación:

$$E = m \times c^2$$
(Energía = masa x velocidad de la luz al cuadrado)

De donde podemos deducir que Materia y Energía son expresión dual de una misma Sustancia Universal y que los seres humanos, así como somos materia, también somos energía.

La materia no es otra cosa que energía condensada, y cuando entramos en el mundo subatómico, la materia visible no es más que la milmillonésima parte del universo.

Hasta ahora se ha profundizado en el estudio de nuestro aspecto materia, pero quizás haya llegado el momento de dar un paso adelante y entender que el hombre es algo más que materia, y que nuestra constitución va más allá de la simple forma física visible a nuestros ojos.

Por consiguiente, analizando el ser humano tanto desde el punto de vista de materia como de energía, abrimos una nueva perspectiva en lo referente a nuestra constitución y al origen de nuestros malestares, su abordaje, y métodos para restablecer su equilibrio.

Las medicinas energéticas o vibracionales fundamentan sus bases en esta concepción del hombre. Utilizando formas especializadas de energía, y actuando por resonancia sobre el sistema energético sutil del hombre, tienen la posibilidad de devolverlo a su equilibrio natural. Algunas medicinas energéticas o vibracionales son la homeopatía, las esencias florales, la cromoterapia, la musicoterapia, etc.

El paso de Newton a Einstein constituye, a muy grandes rasgos, el "cambio de paradigma" tan presente en estos momentos. Cambio de paradigma (del griego *paradigma,* patrón), en el sentido de un nuevo marco de pensamiento, un nuevo esquema de referencia para entender y explicar ciertos aspectos de la realidad, y un modo más amplio e incluyente de abordar y enfocar antiguos problemas.

Es importante tener presente que este cambio no implica una negación de lo anterior, sino la incorporación de un nuevo enfoque que amplía nuestras posibilidades. En un futuro próximo, el conocimiento y estudio de nuestro sistema energético puede ser de gran relevancia, tanto como hasta ahora lo ha sido el del cuerpo físico.

Son muchos los autores y autoras que han profundizado en el análisis de este hecho, y quizás una de las más importantes sea Marilyn Ferguson, autora del libro *La conspiración de Acuario,* en el cual desarrolla y profundiza en el análisis de la transformación que se está produciendo en diferentes ámbitos de nuestra sociedad –que abarcan tanto el nivel político, económico, médico, educacional, las relaciones humanas, la familia...–, como consecuencia de la evolución en la conciencia de la humanidad.

Este nuevo punto de mira también nos permite aceptar e incorporar conceptos que ya estaban presentes en las filosofías y medicinas orientales.

Tratados antiguos sobre acupuntura, como el *Nei King* y el *So Ouenn* (que datan de 2.800 años a. C.), o el *I Ching*, ya contemplaban algo más que la simple materia, y tenían en cuenta las leyes que rigen la recíproca transformación entre materia y energía.

Desde esta nueva perspectiva, desde esta concepción más amplia y global, con una visión integradora de Oriente y Occidente, volví a plantearme: ¿Cuál es nuestra constitución?

Ésta es una pregunta que muchos filósofos, científicos y hombres inquietos han intentado responder a lo largo de la Historia. Una pregunta que todo ser humano puede hacerse en un momento u otro de su vida, ya que la *Vida* es en definitiva lo único que poseemos, y sólo por un breve plazo de tiempo, porque al fin y al cabo todos llegamos a ella con billete de *ida* y *vuelta*, algo que olvidamos frecuentemente.

Grandes figuras de la medicina se han cuestionado también sobre nuestra constitución. Así, podemos citar al Dr. Eduardo Alfonso que, en su libro *Curso de Medicina Natural en cuarenta lecciones*, nos habla de cómo es para él esa constitución:

"El Hombre está constituido de "esencia, vida y sustancia". La esencia es lo que es 'por sí', o sea, el espíritu; la vida es lo que anima, o sea, el ánima o alma; la sustancia es el elemento material de expresión... Nadie, por muy materialista que sea, puede negar que en el hombre, además del organismo físico, hay algo metafísico...".

También el profesor Corral, en su libro de *Patología General*, nos habla de la dualidad de la constitución humana resumiéndola así:

"El alma, diremos pues, es el principio universal de la vida, concurre con la materia a la producción de todos los fenóme-

nos biológicos, así orgánicos como psíquicos, y existe por tanto, aunque con distinta categoría, en todos los seres dotados de vida. El hombre es también un compuesto de cuerpo y alma, de materia y forma sustancial según el lenguaje de los escolásticos; sólo que el alma, o forma sustancial del hombre, a diferencia de la de los demás seres orgánicos, puede subsistir por sí con independencia de la materia: es espiritual, en una palabra...".

Por tanto, al aproximarnos al estudio y comprensión de nuestra constitución, diferenciaremos una parte material o física, y una energética o sutil.

1. La parte material o física corresponde a nuestro cuerpo físico. Es la parte de nuestra constitución que nos es más familiar, la que conocemos con mayor profundidad, y con la que más nos identificamos. De ella poco puede decirse que no conozcamos. Sobre ella podemos actuar, fundamentalmente, con técnicas convencionales como la cirugía y la farmacología.

2. La parte energética o sutil, constituida por distintos elementos no visibles a nuestros ojos físicos, pero no por ello menos importantes, localizamos las emociones, la mente y el alma. Además, en ella se incluye lo que ha venido denominándose cuerpo energético holográfico, cuerpo vital o cuerpo etérico.

La finalidad de este libro es introducirnos en el estudio y la comprensión de la parte sutil de nuestra constitución. No es una tarea fácil, porque su análisis científico, desde un enfoque occidental, está en sus inicios. Pero son momentos de cambio y la oportunidad de avanzar en el conocimiento de nosotros mismos integrando conceptos y técnicas orientales que han perdurado tras el paso de muchos siglos, puede ser trascendental para nuestra evolución. Con esta intención he decidido exponer en este libro de la forma más clara, sencilla y sintética posible, ideas que nos hagan reflexionar y, tal vez, conocernos algo mejor.

■ De lo físico a lo sutil

1. Cuerpo físico

La historia empieza por un estudio riguroso y profundo de esa parte más *superficial* de nuestra constitución: la anatomía física y fisiológica del ser humano, que ya en los albores del siglo XXI conocemos detalladamente. No es el propósito de este libro entrar a realizar una descripción profunda de este tema. Existen grandes tratados de anatomía y fisiología donde se puede encontrar una información exhaustiva. Pero sí es importante que destaquemos ciertos aspectos de algunos sistemas, para después comprender mejor nuestra constitución energética.

Comencé con el estudio de su anatomía. Me sumergí en los misterios de su funcionamiento hasta donde la ciencia había llegado en ese momento. Aprendí, por ejemplo, que tenemos aproximadamente ¡veinticinco billones! de glóbulos rojos, células encargadas de transportar el oxígeno, y por lo tanto la vida, desde los pulmones a todas nuestras células, y que el cuerpo contiene aproximadamente un total de ¡setenta y cinco billones de células!... Cada una de ellas parece tener vida propia, su propia conciencia. Todas necesitan nutrirse para asegurar su vida; todas utilizan, casi idénticamente, los mismos tipos de nutrientes (el oxígeno es una de las principales sustancias de las que obtener energía); todas eliminan sus productos de desecho; y casi todas tienen la capacidad de reproducirse. Siempre que una célula es destruida por alguna causa, las restantes del mismo tipo se dividen una y otra vez hasta recuperar, si es posible, el equilibrio anterior. Todas trabajan para conservar la homeostasis o equilibrio interno, preservando así la Vida.

En esencia todos los órganos y tejidos llevan a cabo funciones que ayudan a mantener constante el medio interno. Por ejemplo, los pulmones brindan el nuevo oxígeno que necesitan las células; los riñones filtran la sangre y mantienen constantes las concentraciones de iones; el intestino proporciona elementos nutritivos. Pero no todas las sustancias pueden ser utilizadas por las células tal como se absorben desde el tubo digestivo. El hígado es el encargado de modificar las composiciones químicas de muchos de estos elementos, transformándolos de manera que puedan utilizarse mejor.

Nuestro organismo posee miles de sistemas de control. Algunos se encargan de controlar las funciones intracelulares; otros regulan funciones de los órganos, y otros actúan en todo el cuerpo para controlar las relaciones entre los distintos sistemas... Parece una orquesta maravillosa, donde todos los instrumentos deben estar perfectamente afinados para que la sinfonía de la Vida suene con sus más excelsas notas.

En este proceso de estudio y en el intento de comprender mejor su funcionamiento compartimentamos nuestro cuerpo físico en diferentes sistemas o aparatos.

Se contemplan básicamente nueve sistemas:

1. Sistema músculo-esquelético.
2. Sistema nervioso.
3. Sistema endocrino.
4. Sistema cardio-circulatorio.
5. Sistema inmunitario.
6. Sistema digestivo.
7. Sistema excretor.
8. Sistema respiratorio.
9. Sistema reproductor.

Voy a realizar breves comentarios de algunos de ellos.

Sistema músculo-esquelético

Es el armazón de nuestro cuerpo. Proporciona soporte y protección a los distintos órganos nobles, sobre todo los situados en el cráneo, el tórax, y la pelvis. Permite el movimiento y aporta la superficie para la inserción de los músculos. Destaca la columna vertebral, formada por treinta y tres vértebras, en cuyo interior se aloja la médula espinal, constituida por múltiples cordones de neuronas que, partiendo de distintas regiones del cerebro, llevan información capaz de actuar sobre diferentes sistemas u órganos internos de nuestro cuerpo.

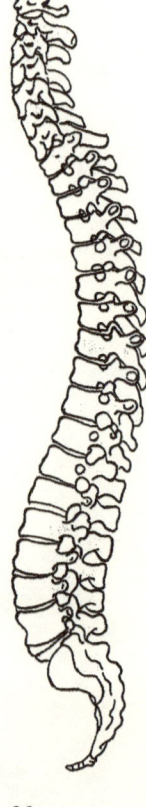

Figura 1
Columna vertebral visión lateral

Más adelante, cuando hable de nuestro sistema energético, e incorporemos conceptos de la medicina ayurvédica hindú, veremos que nuestra columna vertebral tiene otras funciones muy importantes además de servir de soporte y armazón al cuerpo físico. Veremos que en ella se sitúan tres canales energéticos, no visibles a nuestros ojos físicos, denominados *nadis* (*nadi:* palabra sánscrita que significa conducto o vasija) por donde circula la energía de nuestra columna. Estos tres *nadis* o canales se denominan: *Sushumna*, *Ida* y *Pingala*. Estos *nadis* son la contrapartida energética del sistema nervioso.

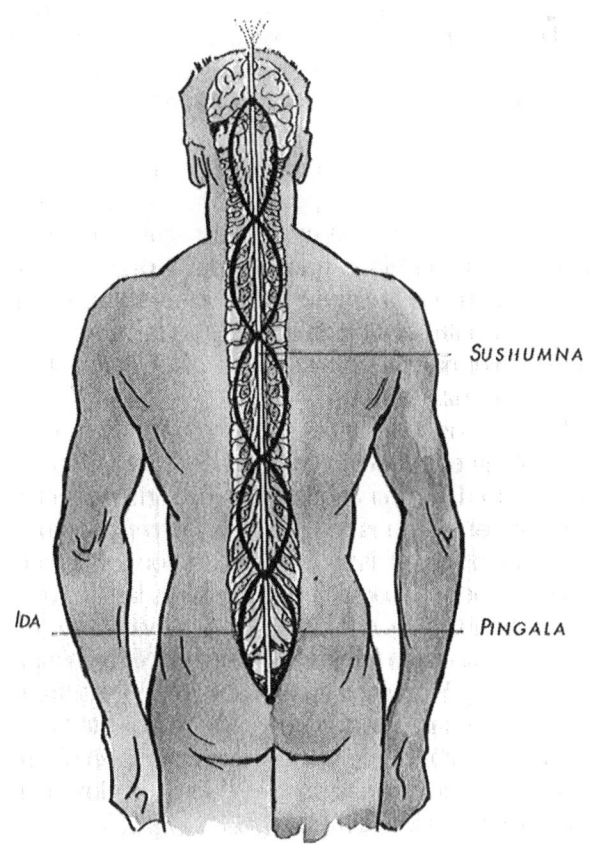

SUSHUMNA

IDA

PINGALA

Figura 2
*Canales de
energía
Sushumna,
Ida, Pingala*

Sistema nervioso

El sistema nervioso se encarga, junto con el sistema endocrino, de las funciones de control del organismo. En general controla actividades rápidas, como las contracciones musculares, los fenómenos viscerales cambiantes, la intensidad de secreción de algunas glándulas endocrinas, entre otras.

Es realmente único en cuanto a su complejidad y a la gran cantidad de reacciones de control que puede llegar a realizar. Aún hoy día sigue siendo realmente un misterio gran parte de sus capacidades y su impresionante funcionamiento. En milésimas de segundo es capaz de recibir miles de datos de información, integrarlos, y emitir una respuesta.

Está compuesto por el sistema nervioso central (SNC) y por el sistema nervioso periférico o neurovegetativo (SNP).

La mayor parte de las actividades del sistema nervioso (SN), proceden de nuestra experiencia a través de los sentidos, principalmente visual, auditivo y táctil. El sistema nervioso central almacena la información, genera ideas, y origina reacciones que el cuerpo llevará a cabo en respuesta a estas percepciones. Ésta es la parte sensitiva. Los nervios sensoriales tienen la capacidad de captar el estado de nuestro cuerpo o la situación del medio que nos rodea. Luego transmite señales de salida hacia la parte motora, llevando la información a nuestros músculos para cubrir necesidades o realizar deseos.

Por otro lado, el sistema nervioso periférico o neurovegetativo trabaja en relación con el subconsciente, controlando y regulando de forma automática, involuntaria, muchas de las funciones de nuestros órganos internos, como la frecuencia cardíaca, el ritmo intestinal, el control de la presión arterial, el sudor, la temperatura corporal, la emisión de orina, etc. También se le llama sistema nervioso autónomo o vegetativo. Se divide en SN simpático y SN parasimpático.

El SN simpático nace en la médula espinal entre la zona torácica y lumbar, y está situado por delante de la columna vertebral. Sus fibras nerviosas se distribuyen en distintas regiones formando plexos nerviosos, como el plexo cardíaco, celíaco, mesentérico, pélvico, etc.

El SN parasimpático se divide en dos partes: una zona a nivel del cráneo y otra a nivel del sacro.

La mayoría de nuestros órganos y glándulas poseen fibras nerviosas procedentes de ambos sistemas: simpático y parasimpático. Ambos se equilibran y complementan. Cuando uno de ellos tiene una función excitadora, el otro tiene una función inhibidora, manteniendo de esta forma un equilibrio entre actividad y reposo, y una acción rítmica de los órganos internos, glándulas, músculos, arterias y venas, etc.

Sistema endocrino

El sistema endocrino está constituido por glándulas de secreción, que como ya hemos dicho, junto con el sistema nervioso, son los responsables de la coordinación interna del organismo. En general, se relaciona con diversas funciones metabólicas y controla la intensidad de reacciones químicas en las células.

Las glándulas endocrinas fabrican una serie de sustancias químicas portadoras de información llamadas hormonas (palabra de origen griego que significa excitar), capaces de ejercer un efecto de control sobre las células de nuestro cuerpo. Estas hormonas son liberadas a la sangre, que las transporta y distribuye a todo el organismo, actuando sobre las diferentes células o tejidos de manera concreta. Fundamentalmente, son inactivadas por el hígado y eliminadas por el riñón.

Sabemos que en nuestro cuerpo físico hay siete glándulas principales. A su vez, existen siete centros de energía principales o *chakras* mayores, situados a lo largo de la columna vertebral pero localizados en su contraparte energética. *Chakra* es una palabra sánscrita que significa "rueda" o "vórtice".

Estos centros de energía existen en todos los seres humanos, aunque no son visibles ni materiales, ya que se localizan en nuestro cuerpo energético. Con su estudio, y esta relación es muy importante, veremos cómo cada una de estas siete glándulas se relaciona íntimamente con uno de los siete centros de energía o *chakras*.

Su relación es la siguiente:

Cuerpo físico	Cuerpo energético
Glándulas suprarrenales	Primer *chakra*
Gónadas: ovarios/testículos	Segundo *chakra*
Páncreas	Tercer *chakra*
Timo	Cuarto *chakra*
Tiroides y paratiroides	Quinto *chakra*
Glándula hipófisis o pituitaria	Sexto *chakra*
Glándula pineal o epífisis	Séptimo *chakra*

Figura 3
Relación entre las glándulas endocrinas y los centros de energía principales o chakras mayores.

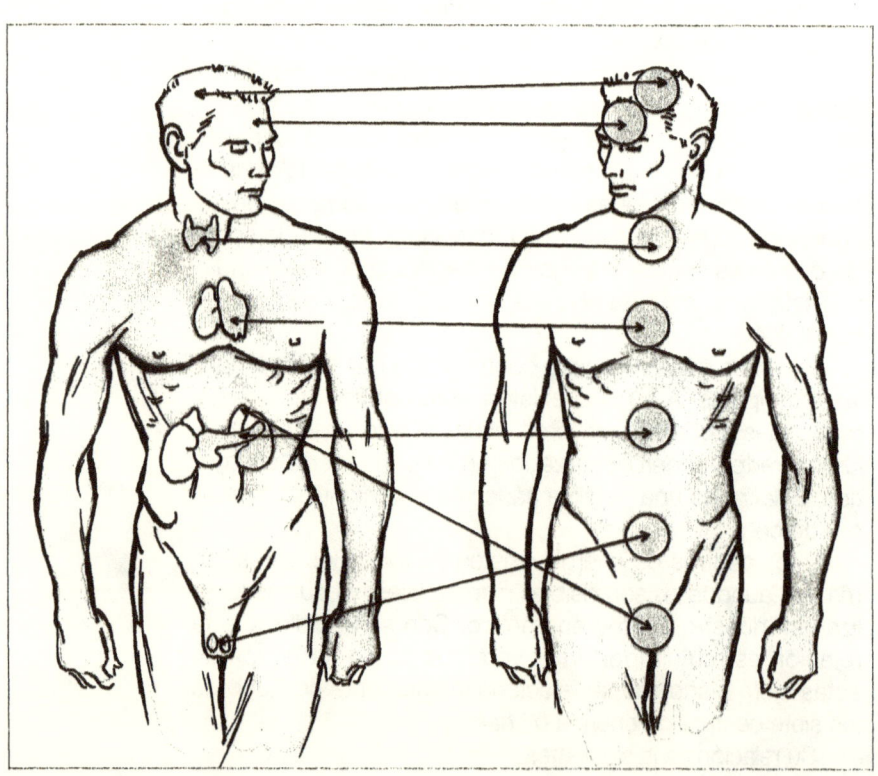

Sistema cardio-circulatorio

Está constituido, básicamente, por el corazón y los vasos sanguíneos, e íntimamente relacionado con el sistema linfático. Es el sistema a través del cual la sangre es transportada a todo nuestro organismo, constituyendo un circuito continuo, proporcionando a través de ella y la linfa un vínculo de comunicación entre nuestros órganos y células. Circula por todos los tejidos corporales y aporta todas las sustancias nutritivas, moléculas, hormonas, oxígeno, células de defensa, etc., que son necesarias para la vida celular, y recoge, en su camino de retorno, todos los productos de desecho, toxinas, etc., que deben ser eliminados. Conservar su integridad es importante ya que transporta la "vida", y debe estar en continuo movimiento, como sucede en todo lo que vive en la naturaleza.

La sangre está formada por distintos elementos: *eritrocitos o hematíes* (glóbulos rojos), *leucocitos* (glóbulos blancos) y *trombocitos* (plaquetas), todos ellos suspendidos en un medio líquido llamado *plasma*.

La sangre sale del corazón a través del sistema arterial y regresa a él a través del sistema venoso; pero en este recorrido a través de los capilares, no todo el líquido regresa por las venas, sino que parte lo hace a través de los vasos linfáticos. Por tanto, una de las funciones del sistema linfático es favorecer el retorno de líquido y sustancias desde los tejidos a la circulación. Pero ésta no es su única función. También es el sistema encargado de transportar los linfocitos, células del sistema inmunitario de defensa, desde los ganglios linfáticos a la circulación. Así mismo, transporta la grasa proveniente de la digestión y absorción intestinal hacia la circulación.

Sistema inmunitario

Nuestro ambiente posee una amplia variedad de agentes infecciosos microbianos (virus, bacterias, hongos y parásitos), capaces de producir alteraciones orgánicas si se multiplican sin control. Evitar y regular esto es el cometido del sistema inmunitario, que desde el punto de vista funcional se divide en innato y adaptativo.

La *inmunidad innata* actúa como una primera línea de defensa. Básicamente la constituyen: la piel, con su resistencia a la invasión por gérmenes; las secreciones ácidas del estómago, que, junto con ciertos enzimas, destruyen microorganismos que pueden llegar a él; los leucocitos (glóbulos blancos), y unas células especializadas llamadas reticuloendoteliales; por último, algunas sustancias químicas presentes en la sangre: lisozimas, polipéptidos básicos, anticuerpos naturales, etc., se unen a los gérmenes o toxinas, destruyéndolos.

Además de esta inmunidad innata, poseemos la capacidad de desarrollar una inmunidad específica muy poderosa contra organismos para los cuales no poseemos inmunidad innata, y es la *inmunidad adquirida* o *adaptativa*.

El cuerpo no bloquea la invasión en el primer contacto con un agente infeccioso. Sin embargo, al cabo de pocos días este sistema inmunitario desarrolla una resistencia extraordinariamente poderosa contra él. Existen dos tipos básicos de inmunidad adquirida: la inmunidad humoral llevada a cabo por los linfocitos B productores de los anticuerpos, moléculas capaces de actuar contra el agente agresor; y la inmunidad celular llevada a cabo por los linfocitos T sensibilizados. Estos linfocitos T reciben su nombre de T porque maduran en el timo. El sistema inmunitario adaptativo posee dos características: ser muy específico y tener memoria.

Las células del sistema inmunitario se hallan organizadas en órganos y tejidos, y estas estructuras se conocen de modo conjunto con el nombre de sistema linfoide. Este sistema está integrado por la médula ósea, el timo, el bazo, los ganglios linfáticos, las amígdalas y adenoides, así como acumulaciones difusas de linfocitos situadas en las mucosas.

Los ganglios linfáticos filtran y destruyen agentes infecciosos, son barreras que impiden la propagación de los gérmenes a otros tejidos o partes de nuestro organismo.

El timo se localiza en el tórax, sobre el corazón y los grandes vasos. Como hemos dicho, en él maduran los linfocitos T, células encargadas de la inmunidad celular. Una vez han madurado en esta glándula, emigran hacia distintas zonas del tejido linfoide. Por tanto, el timo desempeña un papel en la respuesta inmunitaria. En el ámbito energético se le relaciona con el cuarto centro de energía o *chakra*.

El bazo está en la porción superior izquierda del abdomen, detrás del estómago y cerca del diafragma, debajo de las costillas IX, X y XI. Su función es depurar la sangre de hematíes viejos, leucocitos y plaquetas, y además de esta función depurativa se encarga de fabricar linfocitos y anticuerpos.

Desde el punto de vista energético, el bazo es un órgano importante; se relaciona con el tercer centro de energía. En algunas escuelas orientales, se considera un centro energético principal, receptor y acumulador de *energía vital* también llamada *prana*.

Todos los sistemas del organismo son de trascendencia. El correcto funcionamiento de aparatos como el respiratorio, digestivo, excretor y reproductor, es importante también, pero no voy a extenderme en su explicación. Me he centrado en aquellos que es preciso conocer de forma más concreta, para después comprender mejor nuestro sistema energético sutil.

Vemos pues que, en todo nuestro cuerpo físico, hay una perfecta sincronización; un juego continuo y maravilloso que nos mantiene en equilibrio y armonía. A lo largo de los últimos años se ha puesto de manifiesto la estrecha relación existente entre los diferentes sistemas, que antes se creían independientes y autónomos. Cada vez se habla más de la unidad del sistema inmunitario, neurológico y endocrino conformando una unidad demostrada experimentalmente.

Pero en ocasiones, uno o varios de estos sistemas pierden, por diferentes y múltiples causas, su capacidad de contribuir a ese equilibrio. Entonces todas las células, aunque unas más que otras, "sufren" y nuestro cuerpo entra en un *camino* hacia la enfermedad.

Hablar de este proceso de pérdida de armonía es muy complejo. Pero algo que debemos saber y nos puede hacer reflexionar es que, tal como ya afirmaba el Dr. Edward Bach, la enfermedad no es material en su origen, sino que hay todo un recorrido hasta que se plasma y manifiesta en la materia de nuestro cuerpo, aunque nosotros la percibamos en un momento concreto en el tiempo. Para el Dr. Bach, la enfermedad era el resultado final de todo un proceso que en última instancia era la manifestación de un conflicto duradero entre nuestra verdadera esencia, nuestra alma, y nuestra personalidad.

Mantener ese equilibrio, conocer y respetar nuestra naturaleza, es por tanto de vital trascendencia para permanecer en salud. Tal vez sea una actitud más inteligente prevenir problemas, en lugar de buscar soluciones cuando éstos ya se han presentado.

2. Estilo de vida y salud

Siguiendo en esta línea, desde el ámbito de la Salud Pública, Lalonde M.A. Health de Canadá realizó estudios destinados a determinar los principales factores implicados en la salud de las personas llegando a la conclusión de que fundamentalmente eran cuatro:

1. Estilo de vida
2. Medio ambiente
3. Biología humana: factor genético
4. Sistema de asistencia sanitaria.

Según este estudio sabemos que el factor más importante e influyente en nuestra salud es nuestro estilo de vida, es decir nuestros hábitos, ¡cosa que puede sorprender a muchas personas!

Vivir en armonía con nosotros mismos, con nuestra verdadera esencia y con nuestro entorno; seguir una dieta equilibrada que aporte todos los principios inmediatos, vitaminas, minerales, oligoelementos necesarios; no tener hábitos tóxicos como el tabaco, el alcohol, etc.; mantener un suficiente contacto con la naturaleza; conseguir el equilibrio entre trabajo y descanso, la capacidad de relajarnos y eliminar estrés; realizar ejercicio físico moderado; gozar de unas relaciones humanas, personales y familiares satisfactorias; tener emociones equilibradas y pensamiento positivo son, entre otros, los factores que más influyen en nuestra salud.

En segundo lugar influye el medio ambiente y la contaminación; en tercer lugar nuestra herencia: el factor genético; y por último el sistema sanitario con su infraestructura.

Por tanto, preservar la salud depende de nosotros mismos ¡mucho más de lo que la mayoría imaginamos!

3. Desde Grecia...

Pero estos conceptos no son nuevos. Hipócrates, 500 años antes de Cristo, ya reflejaba ideas muy similares en sus *Tratados Hipocráticos*.

Refiriéndose al modo de vida, en *Sobre la dieta* dice:

"...alimentación, trabajo y forma de vida, bien ordenados, son decisivos para la salud..."

En *Sobre los aires, aguas y lugares* dice:

"...el entorno, las condiciones naturales de los vientos y las aguas, el tiempo atmosférico, las estaciones, la naturaleza del suelo, las radiaciones solares, tienen notable influencia sobre la salud y la enfermedad de los hombres..."

En *Sobre la nutrición* escribe:

"...la naturaleza, a la que el hombre pertenece, es una fuerza que todo lo abarca y condiciona lo individual; el médico ha de conocer tanto la naturaleza como al individuo, para poner a éste, cuando está enfermo, en consonancia con aquélla... La naturaleza basta en todo para todo..."

El primero y más importante de los conceptos de la Medicina Hipocrática, era el concepto de *physis* o *Naturaleza Universal*. Los pensadores presocráticos, desde Tales de Mileto hasta Demócrito, enseñaron que la *physis* es el fondo universal de donde nace todo cuanto hay. La *physis* o naturaleza es el principio, la sustancia primigenia origen y fundamento de toda la realidad visible e invisible. Es en sí misma lo Divino.

Para ellos la enfermedad era un desorden de la *physis,* y el carácter divino de la *physis* se manifestaba en sus movimientos, en ocasiones de necesidad inexorable, que según se explica en los escritos del Corpus Hipocrático, multitud de fenómenos naturales acontecen por necesidad forzosa para mantener el equilibrio perfecto que existe en el *cosmos* (cosmos significa "orden bello") y que a pesar de todas nuestras posibilidades de actuación, sucede tanto lo que se quiere como lo que no. Nada sucede por azar o casualidad. Mediante su inteligencia, sabiduría y arte, los hombres pueden ser dueños de ese aparente azar. La naturaleza es armoniosa y produce armonía; por eso es sanadora. En todo debe mantenerse un equilibrio aunque "esto que la naturaleza debe hacer" sea en ocasiones misterioso y "temible" a nuestros ojos humanos.

Para los médicos hipocráticos, la salud era el primero de los bienes, aquello que para los hombres era el más alto valor. Valoraban al máximo la importancia de la salud. La justicia, la pureza, la belleza, la fortaleza y la recta proporción fueron para los hipocráticos las notas constitutivas de la salud. Interpretaban la recta proporción como "buena mezcla" de los humores o "buen flujo". Para ellos la salud es vista como una "pacífica pugna sin victoria", como una mutua colaboración entre las múltiples potencias y los diversos "humores" que componen nuestro cuerpo. Todo en un orden, todo en un equilibrio.

Por tanto, la enfermedad sería un "desorden de la justeza del cosmos", y sanar sería pasar desde ese estado, a lo que para el cuerpo es "naturaleza y justicia". Se trataría de recuperar el orden bello, recuperar el vigor y restablecer la proporción.

En los escritos hipocráticos se analizan las diferentes causas de la enfermedad, y ya en aquel entonces diferenciaban unas *causas externas* y otras *causas internas.*

Causas externas: concedían una importancia vital a la alimentación, eran conscientes de la necesidad de equilibrio entre esfuerzo y reposo, conocían cómo influían la temperatura, las estaciones, el clima, los vientos y demás fenómenos de la naturaleza sobre nuestra salud.

Además es interesante destacar cómo, ya en aquellos tiempos, evidenciaron y fueron conscientes del papel que las emociones jugaban como causa de enfermedad, y de cómo, en concreto, emociones violentas perjudicaban a la salud.

Desde el punto de vista energético, las emociones y los pensamientos son vibración. Emociones de miedo, conscientes o inconscientes, sentimientos de rabia, ira, celos, soledad, falta de confianza... son mensajes que si perduran en el tiempo pueden afectar nuestro equilibrio y por tanto nuestra salud. Por el contrario, potenciar sentimientos y pensamientos de vibración armónica, de amor, paz, bienestar... tienen un efecto beneficioso en nuestro ser.

También contemplaban unas causas internas:

Causas internas: relacionadas con la edad, el sexo, la raza, el biotipo individual, la herencia genética, etc.

La naturaleza, la *physis,* decían los hipocráticos, puede moverse por sí misma o por obra del hombre. Debemos conocer sus alteraciones y ayudar a recobrar su primitivo estado de salud y equilibrio. El amor al ser humano debe ser el fundamento del arte de curar.

Pero conceptos muy similares se manejaban no sólo en la Grecia antigua, sino también, y mucho antes, en las lejanas tierras de Oriente.

En la China antigua se desarrolló una doctrina cuyos orígenes se remontan dos o tres mil años atrás. Se trata del taoísmo, que entre otros conceptos estudia la vida y la naturaleza, intentando descubrir sus principios reguladores. En él tienen sus orígenes la medicina tradicional china y por tanto la acupuntura.

4. ... Aproximándonos a Oriente

La visión que ha tenido y tiene Oriente de nuestra constitución humana siempre ha ido más allá de lo que somos capaces de ver a simple vista. A pesar de disponer de menos recursos tecnológicos y científicos, posee mentes abiertas en el sentido de aceptar una evidencia y empirismo capaces de perdurar cientos de años. El Occidente moderno y contemporáneo necesita ver para creer, Oriente cree por la sabiduría y la evidencia de la experiencia. Y es que la dualidad del mundo también se manifiesta en los dos polos de nuestra conciencia. Tal vez, con la fusión e integración de ambos, saldremos todos beneficiados. Nada más deseable para el futuro de la humanidad que la actividad, la ciencia y la técnica occidentales se moderen con la sabiduría y serenidad oriental, y que el misticismo conformista de Asia se movilice con la eficacia y el pragmatismo que nos caracteriza a Occidente.

*Figura 4
aproximándonos a
Oriente*

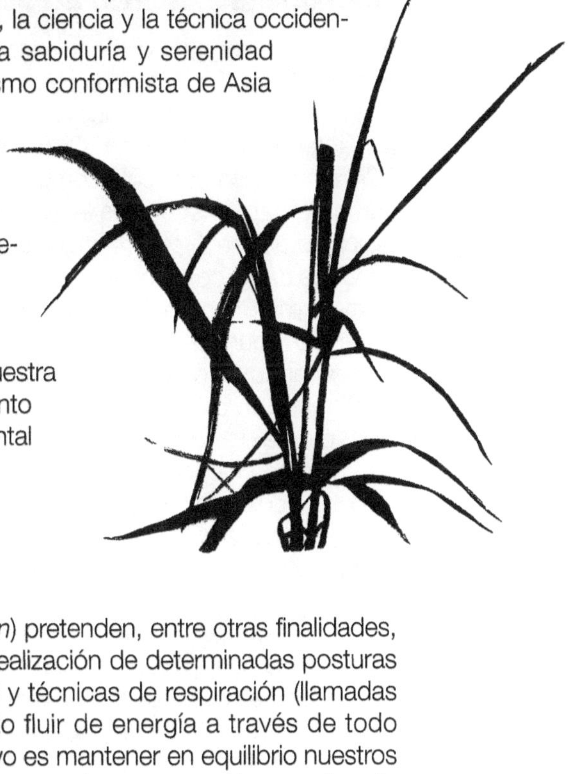

Desde que tenemos referencias, las medicinas orientales siempre han tenido presente ese aspecto energético de nuestra constitución, hasta tal punto que consideran fundamental el conocimiento de su fluir y cómo actuar para restablecer su equilibrio. Técnicas tan antiguas como el Hatha Yoga (Yoga significa *unión*) pretenden, entre otras finalidades, restablecer mediante la realización de determinadas posturas físicas (llamadas *asanas)* y técnicas de respiración (llamadas *pranayamas),* el correcto fluir de energía a través de todo nuestro cuerpo. El objetivo es mantener en equilibrio nuestros niveles físico, emocional y mental para que así la esencia más profunda y elevada de nuestro Ser pueda expresarse en un vehículo sano, armónico y en perfecto estado. Energías más sutiles y elevadas de nosotros mismos no pueden expresarse correctamente si su vehículo, es decir nuestros "cuerpos" físico, emocional y mental están profundamente desequilibrados, y aquí tenemos mucho que aprender de Oriente.

Adentrarnos en algunos conceptos de la medicina tradicional china, de la medicina ayurvédica de la India o de la medicina tibetana puede hacernos entender y conocer mejor nuestro cuerpo energético, también llamado cuerpo vital, cuerpo etérico o cuerpo energético holográfico.

Comenzaremos analizando un sistema curativo de miles de años de existencia, y que ahora, a finales del siglo xx empieza a sernos algo familiar: la acupuntura.

Introduciéndonos en la acupuntura

Es difícil precisar su origen con exactitud; sobre él existen muchas leyendas. Los tratados más antiguos sobre acupuntura datan del 2800 a. C., siendo dos de las más grandes obras el *Nei King* y el *So Ouenn*. Otro texto muy importante es el *I Ching*, también conocido como *Libro de las Mutaciones*, un complejo tratado sobre las leyes que rigen la transformación recíproca de la energía y la materia.

Otros datos confirmados se remontan a la época de la dinastía china Shang del 1766 al 1123 a. C., de la que se han obtenido abundantes inscripciones halladas en excavaciones, aunque los primeros vestigios se remontan a unos 5.000 años aproximadamente, y los encontramos en la zona del Río Amarillo.

Los fundamentos teóricos de la acupuntura proceden del taoísmo tradicional, muy anterior al sabio Lao-Tsé que se supone vivió hacia el 600 a. C.

El taoísmo es una cosmovisión y una ciencia de la vida. Durante milenios, como también hicieron los médicos hipocráticos, estudiaron la vida, la naturaleza, intentando comprender sus principios reguladores. El Tao es el principio que rige todas las cosas, es la ley natural, el camino, el origen y el fin, y el misterio es fluir en su corriente de vida hasta unirse con Él. Tao es la madre de todas las cosas, y al Tao retornan todas las cosas también.

Lao Tsé dijo: "Tao produce uno, uno produce dos y se manifiesta como tres; tres produce los diez mil seres". Tao no existe en el mundo visible, pero es el origen, el principio, es el "No Ser". En Él todo esta incluido y en Él todo se manifiesta, y se manifiesta a través de *Chi* (o *Qi*), energía sin la cual es imposible la existencia.

El término *Chi* o *Qi* fue traducido por *energía*, una entidad esencial a la vida, no estática, sino dinámica. Se le considera como la fuerza o energía que vivifica el cosmos, y en consecuencia también a los seres humanos, como parte que somos de él. Circula por todo nuestro organismo a través de unos trayectos invisibles a simple vista que son los meridianos de acupuntura y los *nadis*.

Chi cambia su forma según la densidad y la frecuencia, por tanto puede ser materia o energía, algo físico y algo sutil, todo dependiendo del estado de vibración. Los orientales parten pues de un concepto unicista de la energía, la cual es única pero manifestada bajo múltiples formas. La materia es su condensación y cuando se dispersa vuelve a su estado puro energético.

¡Qué gran sorpresa la mía cuando accedí a este conocimiento! Reflexionando sobre estas ideas pude observar cómo estos conceptos encajaban perfectamente con lo que cientos de años después nos llegaría a través de Einstein quien, como comentamos anteriormente, esta vez desde la ciencia, desde la física, estableció la relación matemática entre *materia* y *energía,* como expresión dual de una misma sustancia universal plasmándola en su famosa ecuación $E = m \times c^2$ y $m = E / c^2$, donde la energía ni se crea ni se destruye, tan sólo se transforma.

Nos íbamos aproximando. Oriente y Occidente desde distintos puntos de partida se estaban acercando.

Chi, la energía de nuestro cuerpo, discurre por tanto según unos patrones muy bien definidos a través de unos canales energéticos que, como ya hemos dicho, son los meridianos de acupuntura de la medicina tradicional china y los *nadis*

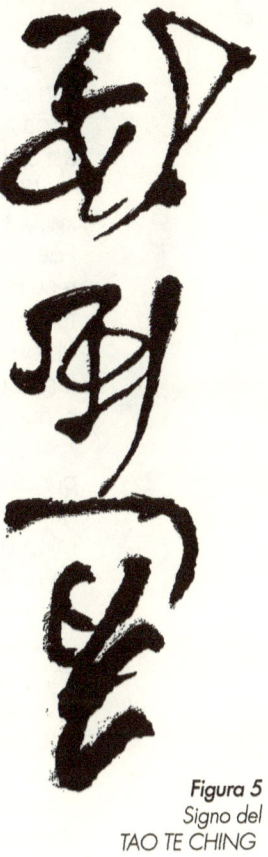

Figura 5
Signo del
TAO TE CHING

de la medicina ayurvédica. Cuando estudiemos el cuerpo energético o vital profundizaremos algo más en este tema.

Los meridianos son trayectos *internos y externos* que sirven para transportar energía. No están dotados de estructura física anatómica, de ahí la dificultad para percibirlos. Pero aun así se han realizado intentos para demostrar su existencia.

El conocimiento de la acupuntura llega a Europa en el siglo XVII, a través de jesuitas franceses que Luis XIV envió a China. Fue Soulie de Morant quien, a la vista de los extraordinarios resultados de la acupuntura en una epidemia de cólera, se interesa por ella y cursa estudios de acupuntura y medicina tradicional china. De regreso a Francia traduce antiguos textos y funda una escuela dedicada a su estudio, investigación y enseñanza.

El término acupuntura procede del latín *acus,* aguja, y *punctura,* punzada, y fue acuñado por los jesuitas misioneros que visitaron la China en el siglo XVII. Pero originalmente el término que nosotros utilizamos como acupuntura iba más allá de la simple puntura o punzada de la piel, ya que este término expresa sólo una parte del mismo y no incluye otra técnica: la moxibustión, en la que se utiliza una moxa o cono de artemisa, que al encenderlo con el fuego y aplicarlo próximo a la piel produce una estimulación calórica en la zona del punto de acupuntura. Su nombre original era *Tchen-Ziú* en chino, o *Shin-kiú* en japonés, y significa aguja y moxa, aguja y fuego.

Pero los primeros trabajos orientados a descubrir y evidenciar el modo de actuar de la acupuntura se remontan al siglo XX. En 1948, en Alemania, el Dr. Cantoni utilizó un ohmímetro, instrumento para localizar puntos cutáneos, los puntos de acupuntura, y observó que éstos ofrecían una menor resistencia a la electricidad. Pero no es hasta 1963 cuando el Dr. Niboyet, con la colaboración del ingeniero Dumortier, sostiene una tesis doctoral sobre esta particularidad de los puntos de acupuntura. Posteriormente los doctores Grall y Brunet perfeccionaron este método, y así los puntos de acupuntura comienzan a convertirse en entidades eléctricas.

En 1967, gracias a los trabajos del profesor Becker, de la Universidad de Siracusa en los Estados Unidos, son detectadas unas *líneas equipotenciales*, que atraviesan el cuerpo humano; éstas podrían ser los famosos "meridianos" de la acupuntura.

A su vez, el Dr. Rosenblatt de California ha demostrado con sus trabajos la existencia de un *biofeedback* que comporta, después de un cambio en el ritmo cardíaco, una reacción en la conductividad eléctrica cutánea. Además, un cambio en la misma, en esos puntos muy concretos de la piel, produce efectos que repercuten en el funcionamiento interno de nuestros órganos.

Otros estudios realizados en laboratorio demuestran cómo la estimulación de determinados puntos de acupuntura produce variaciones en el registro electroencefalográfico (EEG), y al mismo tiempo se demuestran importantes y rápidas respuestas fisiológicas en el electrocardiograma (ECG), temperatura corporal, ritmo respiratorio, respuesta dérmica galvánica, etc.

Pero fue a raíz de la guerra del Vietnam cuando aumentó en Estados Unidos el interés por la investigación en el campo de la acupuntura. Los norteamericanos se sorprendieron al comprobar la facilidad con que los médicos vietnamitas resolvían problemas de anestesia y curación de patologías sin apenas infraestructura sanitaria. Ellos no necesitaban complejos y sofisticados sistemas para anestesiar a sus heridos, lo que les permitía además trasladar sus hospitales de campaña con mayor facilidad.

---

[1] Trabajos como los del Dr. J.C. Darras, el profesor P. de Vernejoul , y el profesor P. Albarede entre otros, van en esta línea. En nuestro país también se han llevado a cabo trabajos de investigación. Así podemos destacar los trabajos realizados en la División de Medicina Nuclear del Hospital Clínico y Provincial de Barcelona a cargo de la Dra. Alicia García, junto con el Dr. Víctor Gotzens del Departamento de Ciencias Morfológicas de la Facultad de Medicina de la Universidad de Barcelona y el Dr. M. Kovacs, entre otros. Sus estudios han sido publicados en la revista *European Journal of Nuclear Medicine*, y los resultados de sus estudios confirman que las líneas específicas de migración que obtienen, captadas con una gammacámara tras la inyección en la hipodermis del radioisótopo 99mTc en puntos de baja resistencia eléctrica, no pueden ser explicadas por ninguna función biológica conocida, como la circulación sanguínea, linfática o nerviosa. Otro dato interesante y no fácilmente explicable, fue que evidenciaron cómo la sección en una zona de la piel de una extremidad que afectaba a un determinado meridiano de acupuntura, impedía el progreso del marcador radiactivo 99mTc, no sólo en el meridiano de esa extremidad sino también en el contralateral, la otra extremidad, ¡aunque ésta no hubiera sido seccionada! Estos estudios evidencian la posible existencia de los meridianos de acupuntura.

En 1997 tuvo lugar en Bethesda, en Estados Unidos, una Conferencia de Consenso sobre la Acupuntura, patrocinada por el NIH (*National Institute of Health* o Instituto Nacional de la Salud). En esta conferencia se destacó la creciente demanda por parte de la población norteamericana de las medicinas complementarias. Hace tan sólo unos meses, la prestigiosa FDA (*Food and Drug Administration* o Administración para Fármacos y Alimentos) de Estados Unidos, calificó la acupuntura como técnica eficaz y segura en unas patologías concretas sobre las que había trabajos bien documentados, y a la espera de posteriores revisiones para sacar nuevas conclusiones.

Las investigaciones en este campo continúan, y en 1982 la Organización Mundial de la Salud recomendó continuar en el estudio e investigación científica de la acupuntura.

Para los chinos, la energía de nuestro cuerpo que llaman *Chi* o *Qi* circula por todo nuestro organismo a través de doce meridianos situados a la derecha e izquierda de su línea media. Son pares, simétricos y forman lo que se denomina la gran circulación de la energía o circuito energético mayor. Además existen dos meridianos impares, que pasan verticalmente por el centro de nuestro cuerpo, uno por delante y otro por detrás, y forman la pequeña circulación de la energía o circuito energético menor. Estos doce meridianos son los grandes troncos de los que derivan el resto de canales secundarios. En cada uno de los meridianos existe una serie de puntos, los puntos de acupuntura, ventanas hacia el exterior, donde una estimulación física, química, eléctrica o táctil, dará lugar a una reacción sobre un órgano interno de nuestro cuerpo. La acupuntura ha permitido vislumbrar la piel como un radar o cerebro periférico, y su funcionamiento y fisiología como una red de circuitos integrados. Todos los puntos de acupuntura tienen características anatómicas, eléctricas y fisiológicas que nos explican su acción sobre los órganos internos.

Los doce meridianos principales se reparten en seis meridianos a la izquierda de nuestro cuerpo, son los meridianos Yin; y seis meridianos a la derecha, son los meridianos Yang.

Según la tradición oriental, la energía se mueve en dos campos de polaridad opuesta y a su vez interdependiente. Nuestro universo es dual, masculino-femenino, día-noche, arriba-abajo, calor-frío, luz-oscuridad, etc.

Las dos polaridades están interrelacionadas, no puede existir la una sin la otra, y pasan de una a otra forma continua y sucesivamente, conservando el equilibrio y armonía. Hay un eterno intercambio entre Yin y Yang, principio de la dualidad y de la unidad. Los dos polos unidos dan la totalidad.

Llaman Yin (Inn) a la polaridad negativa receptiva, y Yang (Iann) a la polaridad positiva activa.

Yin	Yang
femenino	masculino
mujer	hombre
dentro	fuera
frío	calor
agua	fuego
pasivo	activo
Luna	Sol

Los doce meridianos, pares y simétricos, forman una extensa red cerrada distribuida por todo el tronco y las extremidades, que como ya sabemos forman la gran circulación de la energía. El grupo de los dos meridianos forma la pequeña circulación de la energía, y son los meridianos *vaso gobernador* y *vaso concepción*. Esta *red circulatoria energética* tiene un orden y un sentido. Cinco órganos y cinco vísceras actúan sobre la energía.

Yin	Yang
Cinco órganos:	Cinco vísceras:
pulmón	estómago
bazo	intestino delgado
corazón	intestino grueso
riñón	vesícula biliar
hígado	vejiga

41

El alimento ingerido es transformado por las vísceras yang, por lo que también se les llama *órganos taller*. Los órganos yin se encargan de purificar y almacenar la sangre resultado de todo el proceso de transformación, y reciben el nombre de *órganos tesoro*. Cada órgano está relacionado con una víscera, por lo que juntos forman una unidad bipolar Yin-Yang.

Un reloj biológico

En ese circular de la energía, la medicina china describe un reloj biológico, donde cada meridiano tiene dos horas de máxima actividad diaria. Cuando la energía y actividad son máximas en un órgano, son mínimas en su opuesto. El horario de máxima actividad es el siguiente:

de 3 a 5h.................pulmón
de 5 a 7h.................intestino grueso
de 7 a 9h.................estómago
de 9 a 11h...............bazo-páncreas
de 11 a 13h.............corazón
de 13 a 15h.............intestino delgado
de 15 a 17h.............vejiga
de 17 a 19h.............riñón
de 19 a 21h.............maestro-corazón
de 21 a 23h.............triple recalentador
de 23 a 1h...............vesícula biliar
de 1 a 3h.................hígado.

El orden y sentido de esta circulación energética es el siguiente:

Comienza por el meridiano de pulmón, la energía lo recorre hasta pasar al del intestino grueso, el cual conecta con el meridiano de estómago y pasa al bazo-páncreas. De allí la energía entra en el meridiano del corazón por donde circula hasta el meridiano del intestino delgado. Un *nadi* o canal secundario lleva la energía al meridiano de la vejiga, que se inicia en el ángulo interno del ojo y termina en el quinto dedo del pie. Posteriormente pasa a la planta del pie, donde comienza el meridiano del riñón. Otro *nadi* lo comunica con el meridiano maestro-corazón, también llamado circulación sexualidad, pasando luego la energía al triple recalentador. Se conecta con el meridiano de la vesícula biliar, pasa al meridiano de hígado y finalmente otro *nadi* secundario lo conecta con el meridiano del pulmón, cerrando así una circulación que jamás se detiene mientras dura nuestra vida.

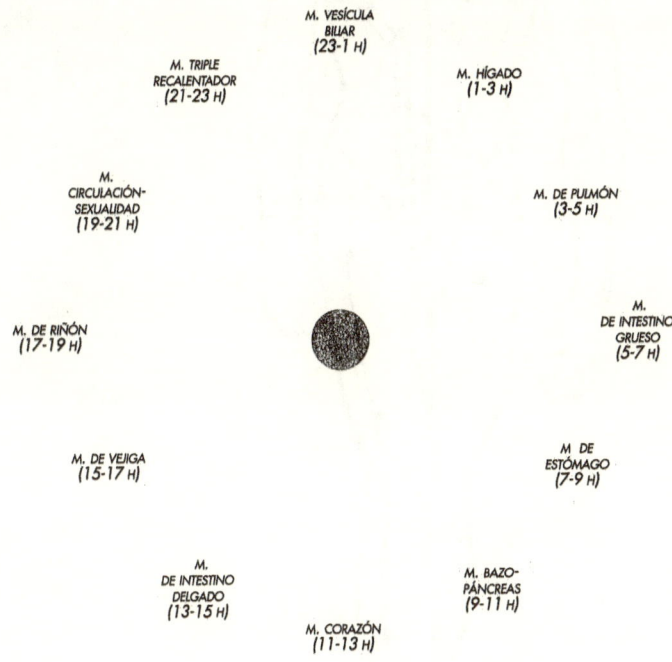

¡Menudo lío!... ¡La primera vez que estudié este circuito casi me mareé!, y pensé: "¡Esto es peor que la circulación de mi ciudad!". Y de pronto se me ocurrió una analogía que, aunque simplista, me pareció ilustrativa. Comparé la circulación de los vehículos de una gran ciudad con nuestra circulación energética. El símil sería el siguiente:

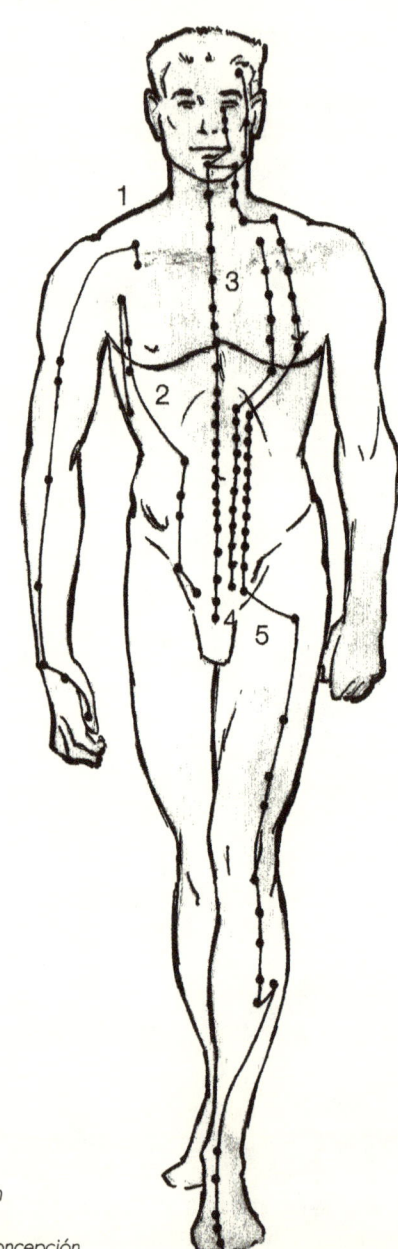

Figura 6
Visión anterior
De izquierda a derecha
1 Meridiano del pulmón
2 Meridiano del bazo
3 Meridiano de vaso concepción
4 Meridiano del riñón
5 Meridiano del estómago

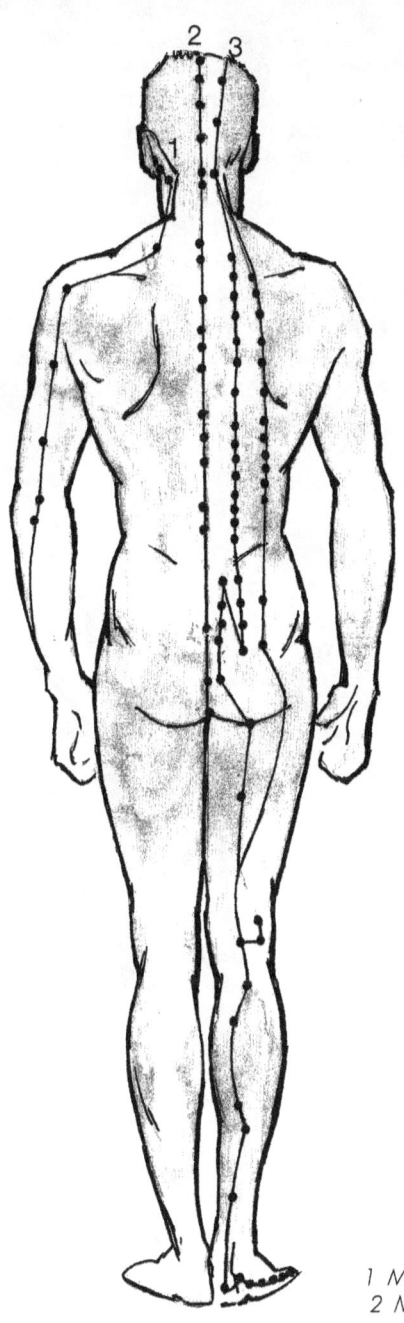

Figura 7
Visión posterior
De izquierda a derecha
1 Meridiano triple recalentador
2 Meridiano vaso gobernador
3 Meridiano de vejiga

45

Los nadis equivaldrían a las pequeñas y medianas calles de la ciudad, los meridianos serían sus grandes avenidas, y la energía los vehículos circulando.

Fue fácil para mí comprender cómo un embotellamiento o dificultad en una pequeña calle o *"nadi"* podía no tener repercusión en la circulación general de la ciudad, mientras que un atasco en una o más calles importantes o "meridianos" podía significar el colapso circulatorio.

Bien, pues algo parecido es lo que le sucede a nuestro organismo cuando, por múltiples causas, se altera su circulación energética, siendo esta alteración por exceso o por defecto capaz de repercutir en nuestros órganos internos.

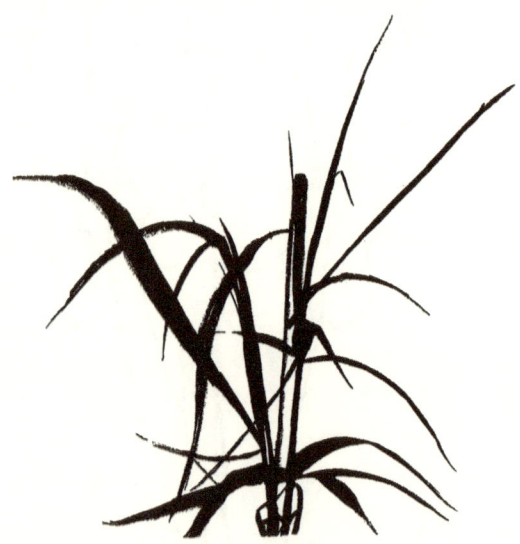

Lo que la acupuntura pretende es precisamente restablecer el correcto fluido energético entre ellos, recuperando así la salud. Por tanto la energía que circula por los meridianos puede ser influida por medio de la *puntura* o punción en unos determinados puntos que tienen una acción específica o a distancia sobre una función, órgano, nervio, músculo o hueso.

En las figuras 6 y 7 que aparecen en las páginas anteriores podemos apreciar varios de los principales meridianos con algunos de sus puntos más importantes.

Pero esto es sólo el comienzo...

Hasta aquí hemos abordado la parte más "densa" de nuestra constitución: el cuerpo físico. Hemos estudiado algunos conceptos de la medicina tradicional china y de la acupuntura, y hemos visto que los meridianos son la parte de nuestro sistema energético más próximo al cuerpo físico y primer eslabón que nos introduce hacia nuestra constitución más sutil.

Y para mí fue un descubrimiento irme dando cuenta de que yo era algo más que un cuerpo, de que era algo más que una suma de órganos y células, y que mi constitución iba más allá de la simple materia. Poco a poco fui observando esas otras facetas de mí misma, y descubrí que poseía unas emociones que me influenciaban de tal forma que yo era prácticamente inconsciente de su importancia; observé mis patrones de conducta y comprobé cómo en ocasiones eran simples repeticiones de aquello que me habían enseñado... o que yo había aprendido, y otras veces ni siquiera sabía de dónde procedían; descubrí que mi mente fabricaba pensamientos, la mayoría de ellos inútiles y repetitivos. Percibía una "energía" que circulaba por todo mi ser, y cómo en ocasiones ésta descendía sintiéndome agotada y en otras aumentaba produciéndome estados de un gozo y paz indescriptibles. Pero aun así intuía que yo era algo más..., y estaba dispuesta a descubrirlo.

Poco a poco me introduje en el estudio de nuestra constitución más sutil, esa parte que también somos, pero a la que hasta entonces apenas había prestado atención: el sistema energético del ser humano.

■ El sistema energético del ser humano

5. Introducción

El sistema energético del ser humano está constituido por una serie de "cuerpos", expresión que utilizamos para definirlos, porque aunque no poseen estructura física, forman todos ellos una *unidad*, y los denominamos así para sistematizar mejor su estudio.

Estos cuerpos sutiles energéticos son:

1. Cuerpo energético holográfico, también llamado vital, cuerpo etérico o doble etérico.
2. Cuerpo emocional.
3. Cuerpo mental.
4. Cuerpo o dimensión espiritual.

La unidad cuerpo físico-etérico, el cuerpo emocional y el cuerpo mental constituyen lo que definimos como nuestra *personalidad*, y son las herramientas de que disponemos para expresarnos y experimentar en la vida, en la forma. Es importante que conozcamos y comprendamos la importancia y constitución de cada uno de estos cuerpos o vehículos, ya que podremos conseguir que sean nuestros aliados, evitando que se conviertan en impedimentos y manejen nuestras vidas.

Son muchas las personas que observo diariamente limitadas en sus capacidades y potencialidades, víctimas de sí mismas, de sus emociones, pensamientos, creencias...; algunos saben más de la mecánica y funcionamiento de su coche que de sí mismos. Esta ignorancia, falta de conocimiento e información es, en muchas ocasiones, fuente de sufrimiento y dolor que podría evitarse. Se ha dicho: "*conoce la Verdad y ella te hará libre*", y el estudio de nuestros *vehículos* puede aportar luz hacia esa libertad, comprendiendo con mayor claridad quiénes somos y las vestiduras con las cuales hemos venido al mundo.

Los cuerpos sutiles forman una unidad de energías entrelazadas que nos rodean e interpenetran. Emociones, pensamientos son algo vivo, dinámico, son vibraciones que emitimos y que somos capaces de percibir. Pero para poder comprender mejor todo esto, y antes de estudiar uno por uno cada uno de nuestros vehículos, es importante introducir el concepto de campo energético humano.

El campo energético

Vamos a entrar en un tema complejo, porque hasta hoy se enseña muy poco acerca de él. Ésta es una gran paradoja, puesto que desde hace más de cincuenta años, la física ya no sólo tiene en cuenta la materia y sus partículas, sino que acepta que el "*campo*" juega un importante papel en las interacciones de todos los sistemas. Ya comentamos cómo la medicina en Occidente se basa en un modelo mecanicista. En biología seguimos anclados en la materia. Hasta ahora sólo hemos considerado el aspecto masa, "partícula". Todavía no hemos integrado su aspecto energético, "onda".

En el transcurrir del siglo XVII Isaac Newton generalizó el concepto de la atracción gravitatoria en la *ley de la gravitación universal*. Todos los objetos materiales se atraen. La materia tiene una propiedad según la cual toda partícula con una masa ejerce una fuerza de atracción sobre otra partícula con masa del universo.

Durante la primera mitad del siglo XIX, se realizaron multitud de descubrimientos básicos sobre la electricidad y el magnetismo. Uno de los investigadores más distinguidos fue Hans Christian Oersted, profesor de física en Copenhague, quien en 1820 descubrió la relación entre la electricidad y el magnetismo.

Oersted comprobó cómo una corriente eléctrica creaba en sus proximidades un campo magnético, y observó cómo éste desaparecía cuando cesaba la corriente. Un campo magnético creado alrededor de un hilo conductor de corriente puede atraer objetos metálicos o de hierro.

Posteriormente, Michael Faraday desarrolló la idea de "*campo de fuerza*".

Recordemos el famoso ejemplo de los imanes, que nos muestra la existencia de líneas de fuerza magnética que rodean un cuerpo con carga magnética, y cómo los cuerpos de carga distinta se atraen entre sí y los de carga idéntica se repelen:

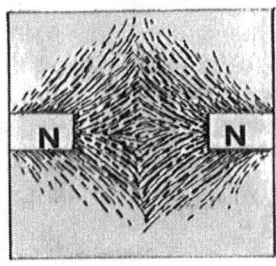 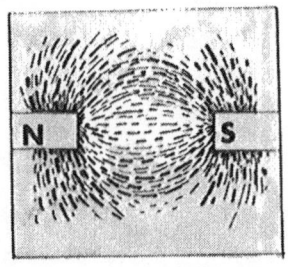

Figura 8
Fuerzas del campo magnético
Las cargas idénticas se repelen y las cargas distintas se atraen

¡De nuevo surge la dualidad!, en esta ocasión ¡positiva-negativa!

Con este ejemplo vemos cómo el *campo* es el que ordena la disposición de las partículas, molde invisible de lo que posteriormente toma cuerpo en la forma física.

Para que un cuerpo sea atraído por un imán no es necesario que se ponga en contacto con él. Alrededor del imán se crea una región en la que se notan sus efectos, es el *campo de fuerza*. Así, el campo sería la zona o volumen del espacio tridimensional donde pueden actuar determinadas fuerzas.

En 1831 Michael Faraday constató que el magnetismo podía producir electricidad. Comprobó que la electricidad circulaba por una bobina de hilo conductor sin necesidad de estar conectado a ninguna pila, simplemente moviendo un imán en sus proximidades.

Posteriormente se comprobó que los campos magnéticos y eléctricos formaban parte de un sistema único de campos. Fue J.C. Maxwell quien concluyó que la luz era la vibración transversal del mismo "medio" y que era su propia vibración la que provocaba fenómenos eléctricos y magnéticos. Maxwell llamó a este "medio", "campo electromagnético".

Nuestro planeta posee un campo magnético terrestre. La estructura geofísica de la Tierra indica la existencia de un núcleo parcialmente fluido de sustancia magnética compuesto de níquel y hierro que actúa como fuente de magnetismo. Su interior es como un imán, y en su continuo movimiento de rotación genera un campo. Por tanto la Tierra posee un campo magnético propio que tiene un valor de 500 miliGauss, y todos los seres humanos estamos sometidos a su efecto.

Pero no sólo la Tierra, sino el Sol y la Luna como masas en movimiento también poseen sus campos electromagnéticos que nos afectan continuamente, y no sólo a nosotros sino a todo el Sistema Solar.

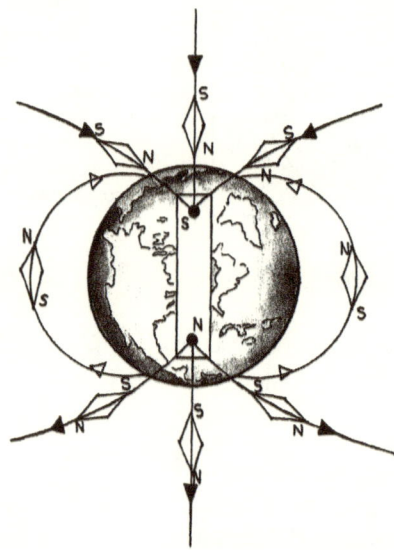

Figura 9
Campo
magnético
terrestre

Se sabe que si dividimos un imán por la mitad, cada parte sigue siendo un imán más pequeño con nuevos polos. Esa propiedad magnética, de atracción, es una característica que reside en la propia materia, en sus *átomos*.

Por tanto, el magnetismo está íntimamente ligado a la misma existencia de los átomos: son los electrones atómicos con su *spin,* los que al girar generan los campos magnéticos (*spin*: significa giro, es una característica cuántica de una partícula, y puede tomar valor + 1/2, 0, - 1/2). Así, podemos representar los átomos y moléculas como diminutos imanes.

Cada átomo se comporta como un minúsculo imán y lo que diferencia una barra de hierro no imantada de un imán es la disposición desordenada de sus átomos. Las partes magnéticas de los átomos se neutralizan unas con otras debido a que los átomos están situados desordenadamente en todas las direcciones, mientras que en un imán o barra imantada, todos sus átomos están orientados y ordenados en el espacio. Cada átomo contribuye, con sus polos, a que los efectos magnéticos se sumen, formando un imán. De nuevo, ¡orden y armonía!

Los átomos son centros de fuerza y esa fuerza tiene un campo de acción. Todos los átomos y partículas de una molécula crean un campo de fuerza y se atraen entre sí. La materia se mantiene en cohesión ¡gracias a esa interacción electromagnética!

Y en mi mente surgieron múltiples preguntas: ¿Cuál debía ser esa fuerza tan poderosa que producía y mantenía la atracción entre la materia, entre los cuerpos, entre los átomos? ¿Qué calidad y potencia tan perfecta debía tener esa energía para mantener un orden tan increíble entre billones y billones de estrellas y planetas? Una fuerza de atracción tan podero-

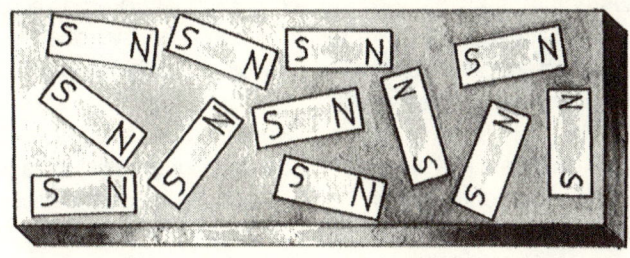

Figura 10
Barra
no imantada
con los átomos
desordenados

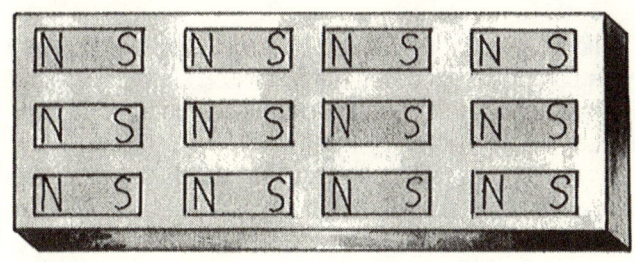

Figura 11
Barra
imantada
con los átomos
ordenados

sa, una energía tan sublime, tan sólo podía ser Una. Y llegó la respuesta:

...sólo hay una energía así: el Amor.

Estamos sumergidos en energía magnética de Amor, donde todo es expresión física de ese Amor. El Amor es la energía de atracción que mantiene todo lo que existe...

¡Dios! ¡Cómo no me había dado cuenta, cómo pude haberlo olvidado!

Y empecé a observar y sentir las dos principales características del Amor: su *fuerza cohesiva*, que actúa como un imán atractivo manteniendo unidas las partículas de la materia, y su *fuerza expansiva* y *creadora*.

El campo energético humano: el aura

En el sistema biológico humano existen diversas fuentes de campos magnéticos, por ejemplo: dipolos magnéticos asociados a los átomos y moléculas de nuestro organismo; campos magnéticos generados por corrientes eléctricas existentes en tejidos activos, o como consecuencia de actividades como el latido cardíaco, el funcionamiento del cerebro o la contracción muscular, etc.

Detectamos los campos *eléctricos* de nuestro organismo sin gran dificultad mediante técnicas como la electrocardiografía o la electroencefalografía. Pero los campos *magnéticos* son mucho más débiles y sutiles.

En 1911, el físico holandés H.K. Onnes descubrió que a 269 °C bajo cero, el mercurio dejaba de oponer resistencia al paso de la corriente. Nacen los superconductores, materiales que a determinadas temperaturas dejan de oponer resistencia al paso de la corriente eléctrica. Dos años más tarde Onnes recibiría el Premio Nobel.

En los superconductores ocurre un efecto curioso: expulsan los campos magnéticos de su interior, lo que les permite "flotar", levitar sobre éstos ¡como si fuesen un soporte material!, ¡flotan, literalmente!

Pero es en la década de los setenta cuando se desarrolla el biomagnetismo, un área científica que trata de detectar y cuantificar los campos magnéticos generados por los seres vivos, y en particular por los seres humanos, gracias al desarrollo de instrumentos superconductores capaces de detectar esos campos magnéticos tan débiles. Pensemos que el campo magnético terrestre es de 70 microteslas (7.10^{-5} T) mientras que los campos magnéticos biológicos van desde 1 nanotesla (1.10^{-9} T) hasta 1 femtotesla (1.10^{-15} T). Los campos magnéticos biológicos son por tanto extremadamente débiles, como mínimo diez mil veces más pequeños que el campo magnético terrestre, de ahí la dificultad de medirlos e investigar sobre ellos.

En la actualidad disponemos de un sistema experimental de altísima sensibilidad: el magnetómetro *SQUID (Superconductor Quantum Interference Device)*, también llamado DSIC (Dispositivo Superconductor de Interferencia Cuántica), el sistema experimental de mayor sensibilidad conocido, capaz de detectar campos magnéticos muy débiles como los originados en el corazón, el cerebro y otras zonas de nuestro cuerpo que generan electromagnetismo.

En 1987 comienza a funcionar en Francia un Squid hecho con materiales superconductores. Estos biomagnetómetros se utilizan en la actualidad para investigación básica y médica, siendo muy prometedoras sus aplicaciones para detectar anomalías en los campos magnéticos cerebrales en pacientes con epilepsia, demencias...; permite cartografiar las funciones sensoriales del cerebro; identificar arritmias u otros trastornos

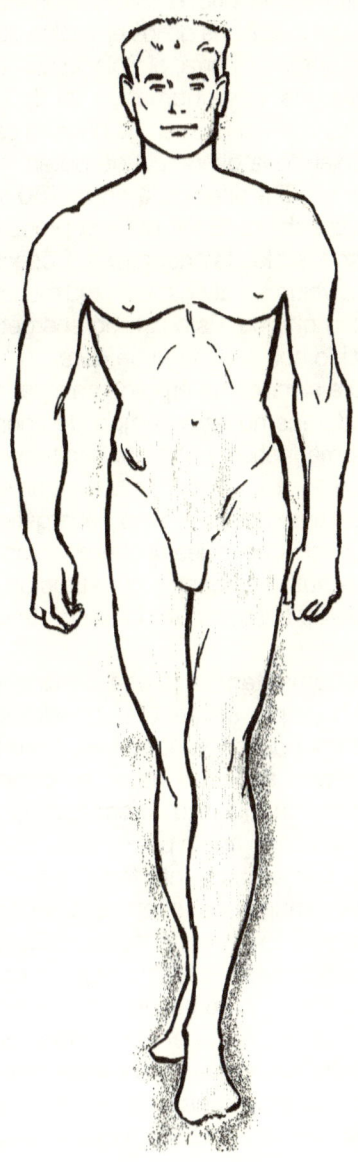

Figura 12
Campo energético
humano o aura

cardíacos sin necesidad de insertar catéteres en el corazón; detectar contaminantes magnéticos en el pulmón, etc. Nacen el neuromagnetismo, el cardiomagnetismo y el pneumomagnetismo como algunos de los ejemplos de aplicación de los Squid.

Así como la Tierra, el Sol y la Luna poseen un "campo" de energía, los seres humanos también estamos polarizados eléctricamente y poseemos nuestro campo energético.

Midiendo la diferencia de potencial con un voltímetro detectamos una diferencia entre 150 y 200 v, desde los pies hasta la cabeza. En la cabeza predominan las cargas positivas, en los pies las negativas. Poseemos pues un "campo", zona o volumen del espacio tridimensional que rodea a nuestro cuerpo físico. Este campo energético humano también es conocido con el término de *Aura.*

Aura significa "cuerpo de energía, cuerpo de luz". Por aura entendemos nuestro campo de energía, campo de energía electromagnética y abarca, habitualmente, la zona del espacio que nos rodea con los brazos abiertos en cruz.

Por tanto nuestro campo energético o aura abarca la zona del espacio que rodea al cuerpo físico y corresponde a la parte más sutil de nuestra constitución, y está formado por la energía de nuestro cuerpo físico-etérico, emocional, mental y espiritual.

Ya comentamos que la parte energética o sutil estaba constituida por elementos no visibles con nuestros ojos físicos en condiciones normales. Pero todos hemos tenido la experiencia subjetiva de su existencia. Cuántas veces hemos sentido afinidad o rechazo hacia una persona únicamente estando en su proximidad. Esto es porque, de alguna forma, captamos o interferimos con su campo de energía. Los seres humanos tenemos la capacidad de ser *emisores* y *receptores.* Existe un principio físico de reciprocidad electromagnética entre sistemas dinámicos similares. Éste es el principio en que se basan la radio, la televisión, etc. Emociones, sentimientos, pensamientos, ideas... son energía, son vibración, son constituyentes de este campo energético que nos rodea, y por tanto somos capaces de captarlos por resonancia con otra persona, por eso es posible la telepatía...

Vamos a continuar con el estudio de cada uno de nuestros componentes sutiles, y empezaremos por el cuerpo energético holográfico o cuerpo etérico.

6. Cuerpo energético holográfico

En 1947, el físico Denis Gabor descubrió el principio matemático del *holograma*, descubrimiento que le haría posteriormente merecedor del Premio Nobel.

La holografía es una técnica fotográfica en la que se obtienen imágenes tridimensionales, llamadas hologramas. Un holograma es realmente una imagen en tres dimensiones. Pero otra propiedad muy importante del holograma es que, recortando un trozo de la película holográfica, y proyectando luz láser sobre ese fragmento, ¡obtenemos una imagen del objeto entero y no sólo del fragmento recortado!, obtenemos la imagen del objeto intacto y en tres dimensiones; éste es el principio holográfico: *"cada parte contiene el todo, y el todo está contenido en cada parte"*.

Este concepto está revolucionando los campos de la ciencia y del pensamiento. Muchos son los científicos que están trabajando en esta línea, entre los que destacan dos figuras: el neurocirujano Karl Pribran y el físico David Bohn.

Karl Pribran ha investigado sobre la memoria y el funcionamiento del cerebro, y sus estudios le han llevado a la conclusión de que en muchos aspectos nuestro cerebro funciona - como un holograma. Si nuestro cerebro funciona como un holograma, podemos tener acceso a un Todo mayor, a un campo o como él dice "esfera de frecuencia holística", en la que se trascienden los límites del espacio y del tiempo. Podemos conectar con un estado de conciencia en el que podemos tener acceso al Todo, a la Unidad, al no-espacio no-tiempo, comprendiendo las experiencias místicas de Unidad, tan universalmente descrita por místicos y sabios de todos los tiempos.

Por otro lado, el físico inglés David Bohn, ha trabajado en física subatómica y el potencial cuántico, y sus estudios le han llevado a la conclusión de que las entidades físicas materiales que parecen separadas en el espacio y el tiempo, están unificadas, vinculadas de una forma subyacente o, como él dice, "implícita". Para él existen dos dimensiones o esferas:

1. de manifestación, "esfera explícita" donde las cosas y los acontecimientos están separados, donde participa el espacio y el tiempo.
2. de no manifestación, "esfera implícita" que está bajo la apariencia, donde las cosas y los acontecimientos son a-espaciales, a-temporales, únicos e indivisos. Conectar con esta esfera explicaría a su vez las experiencias místicas de Unidad.

El universo físico sería por tanto un holograma gigantesco, donde cada parte contiene al todo y donde el todo está contenido en cada parte, y nuestro cerebro se comportaría como un holograma que percibe y participa en un universo holográfico. El cerebro construye materialmente la realidad concreta al interpretar frecuencias de otra dimensión, que trascienden el espacio y el tiempo.

Estamos dando un paso más, ya no sólo se aproximan Oriente y Occidente, sino ciencia y espiritualidad. Y reflexionando sobre estas ideas pude observar cómo lo propuesto por David Bohn no estaba muy distante de lo que formulaba el Tao: "Tao no existe en el mundo visible, pero es el origen, el principio, es el No Ser, en Él todo está incluido, en Él todo se manifiesta y se manifiesta a través de la energía *Chi*, sin la cual es imposible la existencia", y esa energía se condensa, forma los átomos, la materia, el mundo manifiesto, el cosmos... la Creación.

El principio holográfico, de que la parte contiene al todo, también se manifiesta en nuestra estructura celular: el ADN.

El ADN: holograma humano

El núcleo de una célula es el centro que controla la vida celular, y contiene el ADN (ácido desoxirribonucleico) que forma largas moléculas helicoidales de doble tira: los genes. Los genes controlan la herencia, pero no sólo eso, sino que además controlan las miles de funciones diarias que realiza una célula y su reproducción.

El principio holográfico también se cumple en el ADN contenido en los cromosomas del núcleo de cada célula de nuestro cuerpo. *La información contenida en el ADN basta para construir un ser.*

En un feto en formación, cada célula sabe dónde dirigirse y la función a realizar. Existiría un "molde" o "mapa" que actuaría como un campo bioenergético que aportaría información codificada para la organización espacial de sus células. El Dr. Richard Gerber, en su libro *La curación energética* de Ediciones Robinbook, explica cómo la organización espacial de las células de un organismo se debe a la existencia de un campo bioenergético tridimensional, *patrón holográfico de energía que aportaría la información para ordenar nuestra materia física*. Ese molde energético es el cuerpo energético holográfico o cuerpo etérico.

En apoyo a esta hipótesis existen numerosos estudios científicos sobre los campos de energía de los seres vivos. Así podemos citar la obra de Y. Dumitrescu, Harold S. Burr, Simeón Kirlian, A. Detrick, entre otros.

Harold S. Burr, de la Universidad de Yale, realizó investigaciones sobre la forma de los campos de energía que rodean a los animales y vegetales vivos. Los resultados de sus estudios sugieren que todo organismo en desarrollo sigue una *plantilla de crecimiento preestablecida que genera un campo electromagnético*. Esta plantilla es el cuerpo energético holográfico o cuerpo etérico.

El cuerpo energético holográfico es por tanto el *molde energético* del cuerpo físico, patrón holográfico portador de la información que permite su formación. Está tan relacionado e interpenetrado con nuestro organismo que a ambos se les une y engloba en una unidad físico-etérica. Por ello también recibe el nombre de doble etérico, porque es el doble energético del cuerpo físico.

A través del cuerpo energético circula la energía de nuestro organismo aportándole vitalidad, de ahí que también reciba el nombre de cuerpo vital, y es muy importante que la energía circule correctamente a través de él, ya que de ello dependerá nuestra vitalidad.

Está constituido por miles de líneas de fuerza y energía entrante y saliente, como una *red energética* formada por infinidad de cables eléctricos finísimos invisibles a nuestros ojos si no estamos en un estado ampliado de percepción, y que forman, como ya hemos dicho, un segundo cuerpo igual al físico. Interpenetra la parte densa de nuestro cuerpo y se extiende un poco más allá de éste.

Retomando conceptos de medicinas orientales, éstas siempre han aceptado la existencia del cuerpo etérico, actuando sobre él con distintas técnicas como por ejemplo la acupuntura, el Hatha Yoga, etc.

Por tanto, recurriendo a la tradición y conocimiento oriental, podemos entender y conocer mejor nuestro cuerpo energético, siendo su parte más densa o próxima a la materia los *nadis*, meridianos y centros de energía o *chakras*.

La siguiente ilustración muestra una representación histórica de una tabla de *nadis* y *chakras* procedente del Tíbet. En ella podemos reconocer la red de finísimos canales energéticos, los *nadis*, y la representación de los siete *chakras* principales, así como un gran número de *chakras* secundarios.

¿Qué son los *nadis,* meridianos y *chakras*?

Nadis y meridianos

Nadi, como ya se ha dicho, es un término sánscrito que significa *conducto, vasija*. Son líneas especializadas de conducción. Su misión es transportar la energía vital (también llamada *prana* por los hindúes o *Chi* por los chinos) a través de todo nuestro sistema sutil, formando una red invisible de canales energéticos distribuidos por todo nuestro organismo. No están dotados de estructura anatómica, como por ejemplo un nervio, y son la contrapartida energética del sistema nervioso, siendo a nivel energético lo que los nervios son a nivel físico.

Textos hindúes y tibetanos mencionan la existencia de 72.000 *nadis*; otros textos hablan de 350.000.

Nadis y meridianos son canales de pasaje que permiten la circulación de la energía, transmitiendo el paso de información desde nuestros cuerpos más sutiles: espiritual, mental y emocional hacia el cuerpo físico, y viceversa.

Ya hemos visto conceptos de la medicina tradicional china, y profundizado algo sobre el conocimiento de los meridianos de acupuntura y la circulación de la energía o *Chi*. Los meridianos corresponden a los canales más importantes de la circulación energética y son los que están más próximos a nuestro cuerpo físico.

Los doce meridianos principales, pares y simétricos, a la derecha e izquierda de la línea media de nuestro cuerpo, se

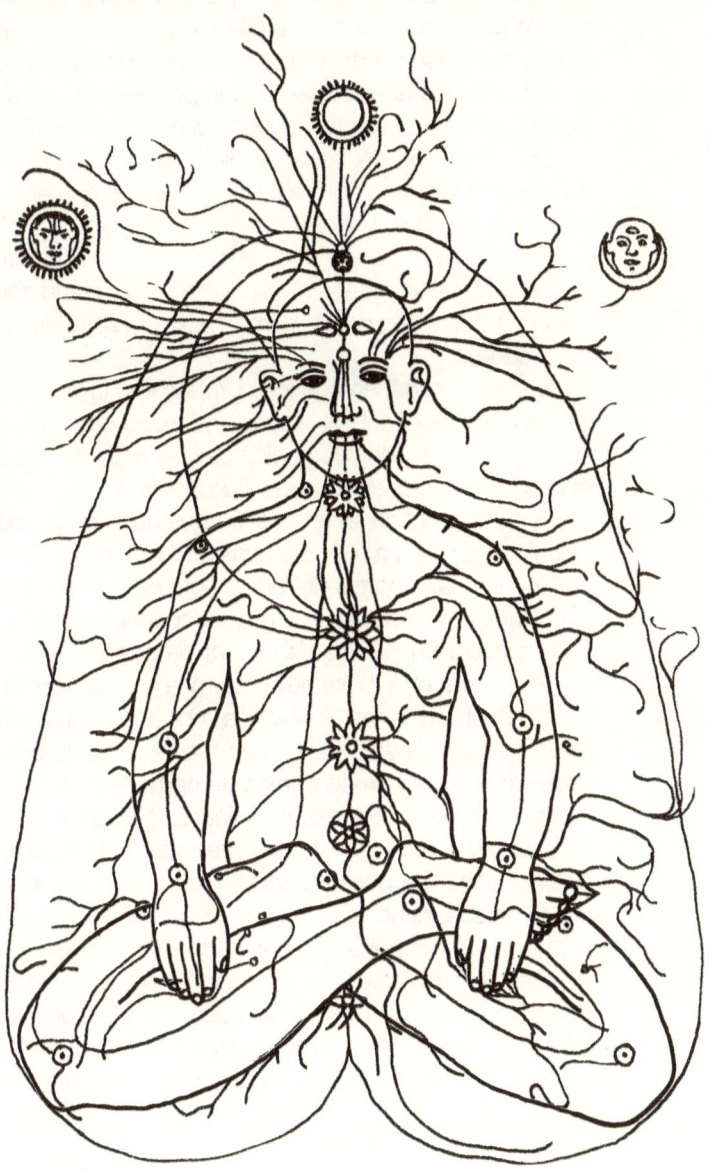

Figura 13
Figura basada en
una representación
hindú de nadis y chakras

dividen en seis meridianos Yin y seis meridianos Yang. Forman la gran circulación. Además existen dos meridianos impares, que pasan verticalmente a la derecha e izquierda de la línea media de nuestro cuerpo, uno por delante y otro por detrás, y que constituyen la pequeña circulación.

En la tradición del Yoga, se dice que la columna vertebral etérica está formada por tres *nadis* o canales que en sánscrito reciben el nombre de *Sushumna, Ida* y *Pingala.*

Sushumna: es el canal energético más importante. Parte desde el primer *chakra*, a nivel del coxis y asciende por toda la columna hasta llegar al séptimo *chakra*, a nivel de la corona de la cabeza.

Ida: es el canal energético que nace en la base de la columna (a nivel del primer *chakra*) a la izquierda de *Sushumna.* Representa el aspecto *femenino* de la energía, facilita el dominio de las emociones (corresponde al Yin).

Pingala: es el canal energético que nace en la base de la columna (también a nivel del primer *chakra*) pero a la derecha de *Sushumna.* Representa el aspecto *masculino* de la energía, y facilita el dominio de la mente (corresponde al Yang).

Los *nadis Sushumna, Ida* y *Pingala* comienzan a nivel del primer *chakra*, en la base de la columna, y ascienden a lo largo de ella hasta terminar, *Sushumna* a nivel del séptimo *chakra*, mientras que *Ida* y *Pingala*, con un ascenso entrecruzado, lo hacen a nivel del sexto *chakra* llamado *Ajna*, situado en la frente a nivel del entrecejo. Aquí finaliza la polaridad alternante de la energía. Este *chakra* se representa simbólicamente con dos pétalos, compuestos cada uno de ellos por cuarenta y ocho pétalos menores (48 + 48 = 96, número de pétalos de este centro). Simboliza los dos *nadis Ida* y *Pingala* entrelazados, los dos mundos: el manifestado y el no manifestado; las dos polaridades de la energía: masculina y femenina; los dos ojos físicos; etc. Recordemos la figura 2, que muestra los tres *nadis* principales y su trayecto por la columna vertebral.

Chakras o centros de energía

Chakra, como sabemos, es una palabra sánscrita que significa *rueda* o *vórtice.* Los *chakras* existen en todos los seres humanos, aunque no son visibles a simple vista ni materiales, ya que se localizan en el cuerpo etérico.

Las líneas por donde circula nuestra energía se encuentran en determinadas zonas, entrecruzándose unas con otras, y es precisamente en estas zonas de encuentro donde, dependiendo del *lugar e importancia* del cruce, nos encontraremos ante un *chakra* mayor o principal, menor o secundario, o un *chakra* accesorio o punto focal menor.

Y siguiendo con el símil de la circulación de una ciudad, un *chakra* podría compararse con una plaza, lugar de importancia en la vida de la ciudad, donde nacen y se encuentran calles y avenidas, *nadis* y meridianos. Existen siete *chakras* mayores y veintiún *chakras* menores.

Siete chakras mayores o principales, los cuales controlan y energizan los órganos vitales del cuerpo, como el corazón, pulmones, hígado, cerebro... Están íntimamente relacionados con el sistema endocrino, ya que cada centro se relaciona con una glándula endocrina, y con el sistema nervioso al relacionarse con un plexo nervioso.

El plexo nervioso cardíaco está situado cerca del corazón y manda fibras nerviosas al corazón y pulmones, es el plexo que corresponde al cuarto *chakra*. El plexo celíaco está situado por detrás del estómago y manda fibras nerviosas a los órganos de la cavidad abdominal, corresponde al plexo solar, plexo que se relaciona con el tercer *chakra*. El plexo mesentérico está situado por delante del sacro, y manda fibras nerviosas a los órganos de la pelvis, y se relaciona con el segundo *chakra*. El plexo pélvico hipogástrico, situado en la pelvis, se relaciona con el primer *chakra*.

La relación que se establece con el sistema endocrino es la siguiente:

Recordemos la figura 3.

Cuerpo energético	Cuerpo físico
Primer *chakra*	Glándulas suprarrenales
Segundo *chakra*	Gónadas: ovarios-testículos
Tercer *chakra*	Páncreas
Cuarto *chakra*	Timo
Quinto *chakra*	Tiroides-paratiroides
Sexto *chakra*	Glándula hipófisis o pituitaria
Séptimo *chakra*	Glándula pineal o epífisis

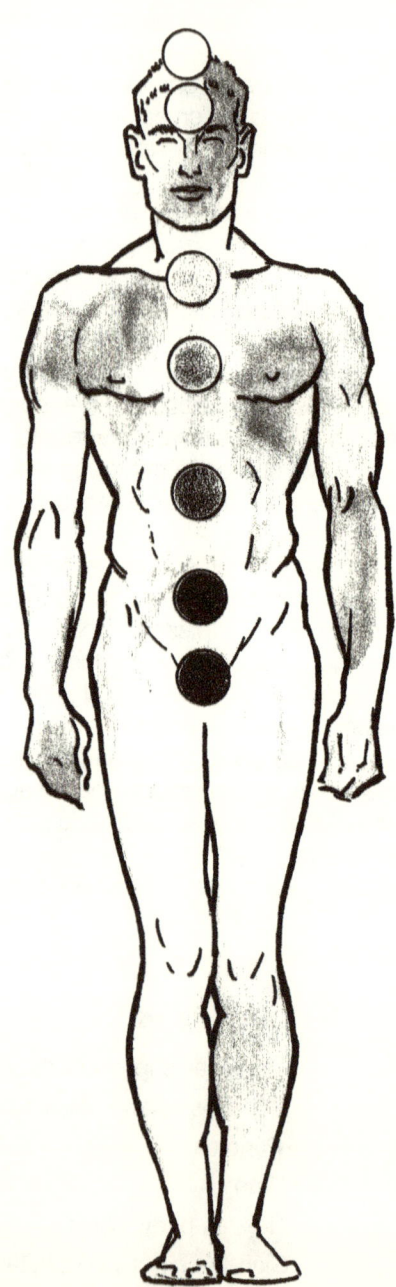

Figura 14
Los siete chakras
mayores o
principales,
visión anterior

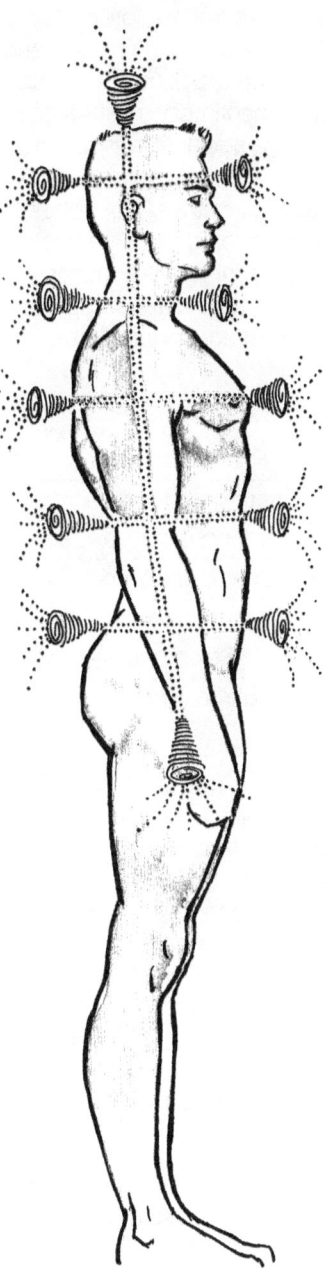

Figura 15
*Los siete chakras
mayores o
principales,
visión lateral*

65

Los *chakras* representan la actividad electromagnética generada por los plexos nerviosos y las glándulas endocrinas.

El área que ocuparía un *chakra* principal vendría a abarcar unos 8-10 cm de diámetro. Se localizan en la línea media del cuerpo a unos centímetros detrás de la columna vertebral y se proyectan hacia adelante. Cinco están situados en la contraparte energética de la columna vertebral y dos en la cabeza. Están separados entre sí por zonas de refuerzo de la trama energética que protegen de un ascenso súbito de la energía, de un centro inferior a otro superior, en un momento en el cual el sistema pudiera no estar preparado para recibirla.

El nombre sánscrito que recibe cada uno de ellos es el siguiente:

Primer *chakra* base, Muladhara.
Segundo *chakra* sacro, Swadhistana.
Tercer *chakra* plexo solar, Manipura.
Cuarto *chakra* cardíaco, Anahata.
Quinto *chakra* laríngeo, Vishudaha.
Sexto *chakra* frontal, Ajna.
Séptimo *chakra* corona, Sahasrara.

En la figura 14, que aparece en las páginas anteriores, podemos observar los siete *chakras* mayores o principales.

Más adelante haremos una descripción detallada de cada uno de los siete *chakras* principales.

21 *chakras* menores o secundarios, los cuales se localizan en zonas también importantes, complementando la red de centros receptores, transformadores y distribuidores de la energía del organismo. Se localizan en determinadas áreas estratégicas que coinciden con las principales zonas empleadas en las terapias reflejas (reflexología podal, auriculoterapia...). Su localización es la siguiente:

• 2 oculares
• 2 en los oídos: articulación temporomandibular
• 1 a nivel de la unión esternoclavicular
• 1 a nivel del timo
• 1 a nivel epigástrico, por debajo del esternón

- 2 a nivel de los senos
- 1 a nivel del bazo
- 1 en la zona del hígado
- 1 en el ombligo
- 2 a nivel de las gónadas: ovarios, testículos
- 2 en la cara posterior de las rodillas
- 2 en las palmas de las manos
- 2 en las plantas de los pies
- 1 en la región dorsal entre los omóplatos

Las escrituras tradicionales nombran hasta 88.000 *chakras*, la mayoría de los cuales son extremadamente pequeños y sólo juegan un papel menor en el sistema energético; incluso podríamos decir que cada poro de nuestra piel es un *chakra*, ya que son puntos de intercambio de energía, pero carecen de importancia en comparación con otros centros de nuestra anatomía energética. Los más importantes también se corresponden con puntos de acupuntura.

Algunas de las características más importantes de algunos *chakras* secundarios son las siguientes:

- *Chakras secundarios oculares:* localizados en cada uno de los ojos. Los centros oculares son centros de recepción y emisión de energía, pudiendo cargar una mirada con amor, odio, envidia, tristeza... siendo perfectamente recibida hacia quien va emitida. Somos incluso capaces de sentirla con los ojos cerrados o cuando estamos de espaldas a alguien. Estos *chakras* forman junto con el sexto *chakra Ajna* un triángulo energético importante.

- *Chakras secundarios en los oídos:* también denominados de la articulación temporomandibular (ATM) por localizarse a nivel de esta articulación, delante de los pabellones auriculares. Estos centros están conectados con una zona de nuestro cerebro, el diencéfalo, también conocido como cerebro emotivo, por lo que ciertos estados emocionales serán expresados como patología a este nivel. Ésta es una zona donde físicamente se acumulan tensiones, estrés, que se manifiestan como una contracción de los músculos de la masticación, sobre todo durante el descanso nocturno, y que si es intensa y duradera puede llegar a provocar el desgaste de los dientes (bruxismo). Aquí pueden tener origen cefaleas, espasmos musculares...

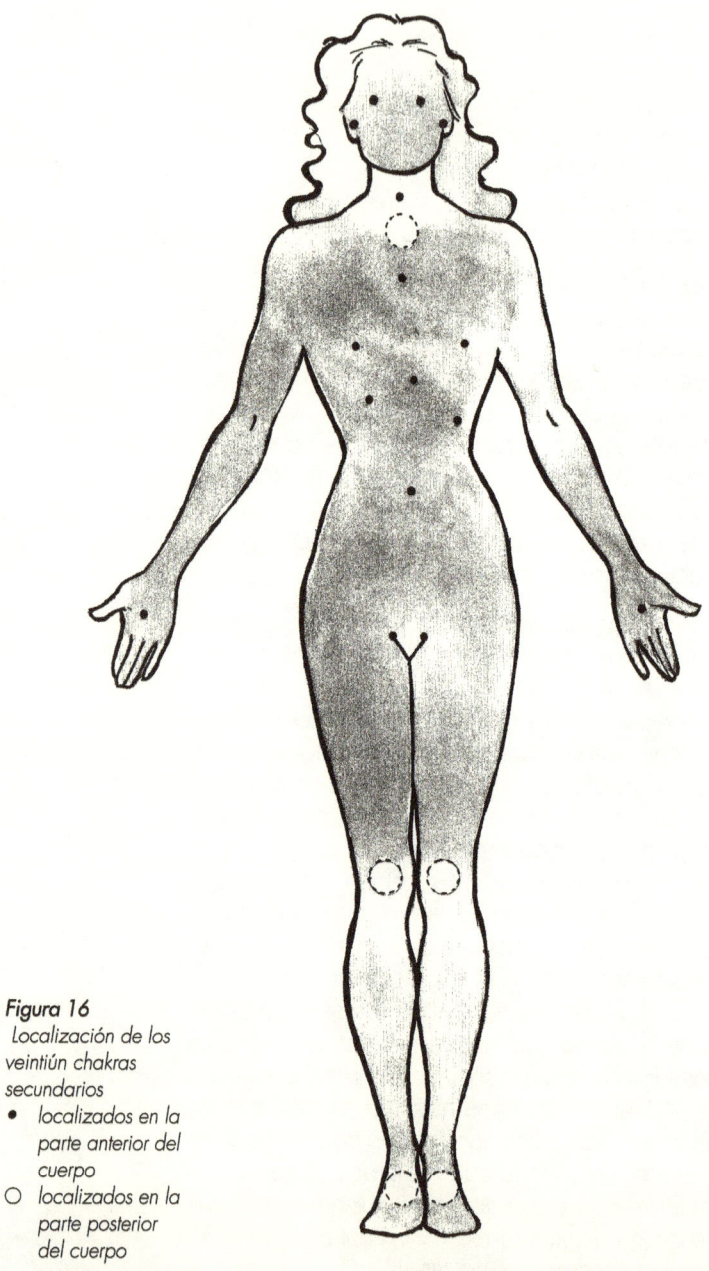

Figura 16
Localización de los
veintiún chakras
secundarios

- localizados en la
  parte anterior del
  cuerpo
○ localizados en la
  parte posterior
  del cuerpo

- *Chakra secundario a nivel del timo:* se localiza por debajo del extremo superior del esternón. Está relacionado con el cuarto *chakra* cardíaco llamado *Anahata*, y ambos están vinculados con la regulación y respuesta inmunitaria.

- *Chakra secundario a nivel epigástrico:* se localiza inmediatamente por debajo del apéndice xifoides, extremo inferior del esternón. Se relaciona íntimamente con el tercer *chakra* llamado *Manipura* o plexo solar. Es una zona de transición entre el abdomen y el tórax, y unión entre el esófago y estómago. Corresponde a una zona de gran sensibilidad a las emociones, y es una región donde se reflejan con mucha frecuencia perturbaciones de origen emocional.

- *Chakras secundarios en las plantas de los pies:* existen dos *chakras* secundarios en cada una de las plantas de los pies. Se consideran prolongación del *primer* centro *Muladhara*. Son el anclaje a la madre Tierra y a través de ellos conectamos con su energía. Ésta es una de las razones por lo que es aconsejable y una muy buena actividad, caminar con los pies descalzos por un prado, césped, o por la orilla del mar... Es una forma de recargarnos energéticamente, sobre todo los que vivimos en las grandes ciudades.

- *Chakras secundarios en las palmas de las manos:* en ambas palmas de las manos poseemos dos *chakras* secundarios muy importantes. Están directamente conectados con el cuarto centro *Anahata*, y son prolongación directa de la energía de amor del corazón. Por tanto las manos son excelentes conductoras de la energía vital también llamada *prana*. La emanación de las manos ha sido históricamente uno de los más antiguos y efectivos instrumentos de curación. La imposición de manos ha permitido a hombres y mujeres de todas las

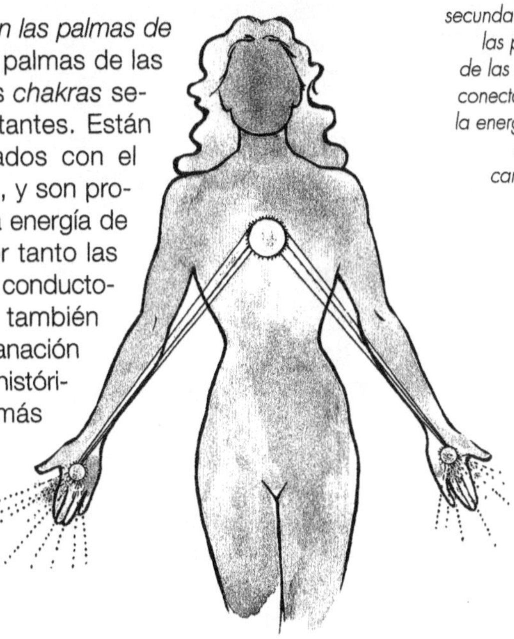

Figura 17
Chakras secundarios de las palmas de las manos conectados a la energía del chakra cardíaco

69

épocas y culturas canalizar su potencial curativo, siendo la imposición de manos una técnica conocida desde tiempos inmemoriales y parte de la cultura popular de muchos pueblos.

Y finalizando el siglo xx, continúa vigente esta antiquísima técnica. Ejemplos de ello son la popularidad de sistemas de curación como la técnica japonesa Reiki, o la técnica del Toque Terapéutico (TT) desarrollada por la enfermera Dolores Krieger en una reinterpretación de antiguas prácticas de curación.

El Toque Terapéutico es una práctica curadora basada en el uso de las manos para dirigir y modular, con fines terapéuticos, las energías que activan y actúan en el cuerpo físico. En su calidad de profesora de enfermería de la Universidad de Nueva York, Dolores Krieger ha desarrollado, investigado y enseñado la técnica del TT, impartiéndose en más de ochenta universidades y escuelas universitarias de Estados Unidos, formado en 1990 a más de treinta y seis mil profesionales sanitarios, e impartido la enseñanza en más de sesenta y ocho países.

- *Chakra secundario a nivel del bazo: Triángulo del prana*. El bazo es desde el punto de vista energético un órgano muy importante, tanto que para algunas escuelas es considerado como un *chakra* primario o principal. Su importancia radica en que a nivel energético es el encargado de la asimilación y distribución de la energía vital, también llamada *prana*.

• *Prana*

El concepto de energía vital ha recibido múltiples nombres en diferentes partes del mundo. En India a la energía vital se la llama *prana*, y fluye a través del campo de energía del cuerpo por los canales no físicos llamados *nadis*; en China, a esta energía descrita como flujo a través de una red no física de meridianos, se la llama *Qi* o *Chi*. En el Egipto antiguo el equivalente energético del cuerpo físico es *Ka*.

Prana es una palabra sánscrita que deriva de *pra*, que quiere decir "fuerza", y de la raíz verbal *an*, que se interpreta como "respirar"; por tanto se refiere a la *fuerza vital* o *aliento vital* que vivifica nuestro cuerpo energético. Es un concepto sinónimo a la *Vix Natura Medicatrix*, término acuñado por Hipócrates, o al concepto *Qi* de la medicina tradicional china. Podemos por tanto entender la importancia de su correcta circulación, ya que de ella dependerá la vitalidad de nuestro organismo.

El *prana* se compara con el *poder activo,* la *fuerza activa* que produce los fenómenos vitales, mientras que el oxígeno sería el *agente químico* que permite la combustión. Se cree que en su origen el *prana* está formado por emanaciones del Sol, de ahí la importancia de una adecuada exposición de nuestro cuerpo a los rayos solares, ya que en dosis adecuadas vivifica nuestro cuerpo etérico. Pero también son conocidos los riesgos de una exposición inadecuada al sol, ya sea por exceso o por defecto. Por exceso puede sobrecargar el cuerpo energético produciendo malestar, embotamiento... además del riesgo de lesiones cutáneas que pueden derivar en cáncer de piel. Por otro lado, su defecto produce falta de vitalidad física, apatía, el síndrome conocido como distimia estacional, así como deficiente calcificación de nuestros huesos. Se aconseja, por tanto, tomar el sol durante las primeras horas de la mañana o por la tarde, evitando las horas de máxima intensidad.

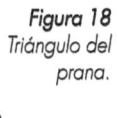

Figura 18
Triángulo del prana.

Las teorías desarrolladas por C.W. Leadbeater postulan que en el ser humano existen tres centros receptores del *prana*, que juntos forman el llamado triángulo del *prana:*

- entre los omóplatos
- por encima del diafragma
- en la zona del bazo (centro de asimilación más importante)

Parece ser que el *prana* circularía por este triángulo regulando su potencia y penetrando posteriormente en nuestro sistema energético.

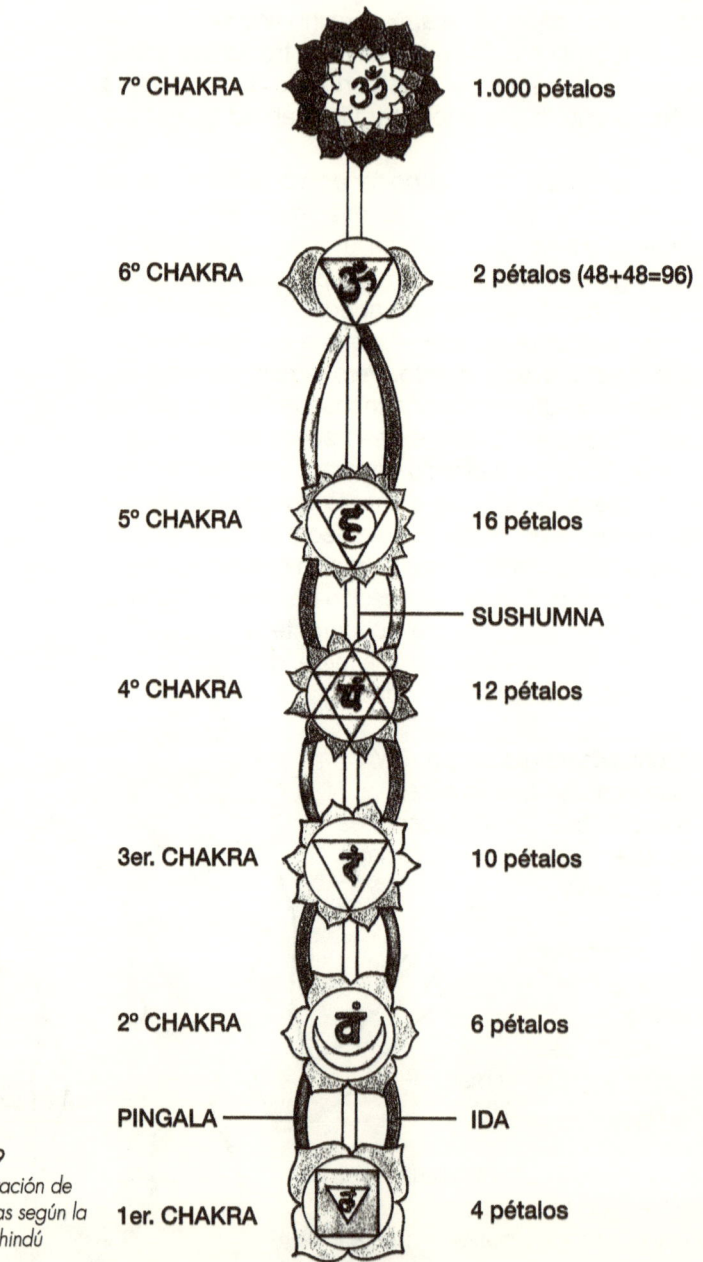

7° CHAKRA — 1.000 pétalos

6° CHAKRA — 2 pétalos (48+48=96)

5° CHAKRA — 16 pétalos

SUSHUMNA

4° CHAKRA — 12 pétalos

3er. CHAKRA — 10 pétalos

2° CHAKRA — 6 pétalos

PINGALA — IDA

Figura 19
Representación de
los chakras según la
tradición hindú

1er. CHAKRA — 4 pétalos

• Los chakras: *flores de loto*

En antiguos textos hindúes, los *chakras* son descritos mediante el simbolismo de una *flor de loto* compuesta por una serie de pétalos, asignándose un número específico a cada *chakra*. El número de pétalos aumenta siguiendo el recorrido ascendente de la energía, y va ascendiendo desde los cuatro pétalos del primer *chakra* hasta los mil pétalos del séptimo *chakra*. Cada uno de ellos representa el número de energías disponibles que se van desplegando como una flor a medida que evolucionamos en sabiduría y expresamos nuestro Ser.

séptimo *chakra*	1.000 pétalos
sexto *chakra*	96 pétalos (2 x 48)
quinto *chakra*	16 pétalos
cuarto *chakra*	12 pétalos
tercer *chakra*	10 pétalos
segundo *chakra*	6 pétalos
primer *chakra*	4 pétalos

Todos los centros o *chakras* están presentes en un individuo, pero su nivel de actividad varía mucho de una persona a otra, dependiendo del grado de desarrollo de los distintos aspectos de la conciencia. A medida que nuestra conciencia se va desplegando, se van desarrollando nuestros centros. Este proceso debería producirse de forma natural, como consecuencia de nuestra evolución en todos los niveles, y fundamentalmente a nivel espiritual. Es toda una transformación y un camino hacia la expresión de las energías más puras y elevadas de nuestra constitución. Y así, en ese día a día hacia la armonía, la paz, el amor, la sabiduría, y el desarrollo de ciertas virtudes que conducen a nuestro ser hacia sentimientos y pensamientos elevados, se va produciendo una transformación interna y un despertar de los centros, cambiando la calidad de la energía que fluye por todo nuestro ser.

Poco a poco se va produciendo un cambio sutil en nuestro sistema energético, capaz de permitir el paso de energías de más alta vibración, y nuestra estructura energética se va transformando y simbólicamente pasamos de ser bombillas de 60 vatios por las que circula corriente de 125 voltios, a ser focos de luz radiantes por las que fluye energía de 220 voltios.

Poco a poco entramos en una dimensión donde reina la paz, donde empezamos a ser los directores de nuestra vida y no víctimas de las circunstancias; comenzamos a vivir en el mundo de las causas, de los orígenes y no tanto en el de los efectos; empezamos a entender el porqué de un dolor o una enfermedad y, por tanto, disponemos de más herramientas para sanar; entramos en ese estado de conciencia, en esa *dimensión cuántica* de la que nos habla el Dr. Deepak Chopra, donde no tiene cabida la desarmonía. Sería como un electrón que cambia de órbita en su eterno girar alrededor del núcleo, una nueva *órbita de conciencia* donde existen mayor comprensión y sabiduría, donde el sufrimiento empieza a diluirse como en una habitación donde reinaba la oscuridad y se encendió la *Luz*.

Los *chakras* poseen funciones muy importantes, ya que son: **receptores**, **transformadores** y **distribuidores** de la energía vital.

Por tanto el cuerpo etérico es el mecanismo de entrada y salida para diferentes energías. Representa el nivel de intercambio de todas las energías que circulan en un ser vivo, y como transmisor de energía al cuerpo físico, está en íntima relación con sistemas de éste, en concreto con el sistema nervioso y con el sistema endocrino.

Energías procedentes de múltiples fuentes del medio ambiente y entorno, el Sol, la Tierra..., así como también de nuestra mente, emociones o energías sutiles más elevadas de nuestro Ser, son captadas por el cuerpo etérico, las cuales son transformadas y procesadas por los *chakras*. A través de la red de *nadis* estimulan el sistema nervioso, el cual, por medio de su actividad eléctrica, envía impulsos a los distintos órganos y glándulas endocrinas. Una vez estimulada la glándula endocrina su secreción hormonal es distribuida por el torrente sanguíneo, llegando así la información a cada una de las células.

El siguiente esquema ha sido desarrollado por Barbara Ann Brennan, el Dr. Richard Gerber y el Dr. Jorge Carvajal entre otros autores, y nos permite comprender mejor el papel de

intermediario que juega el cuerpo etérico en el proceso que sigue nuestra energía:

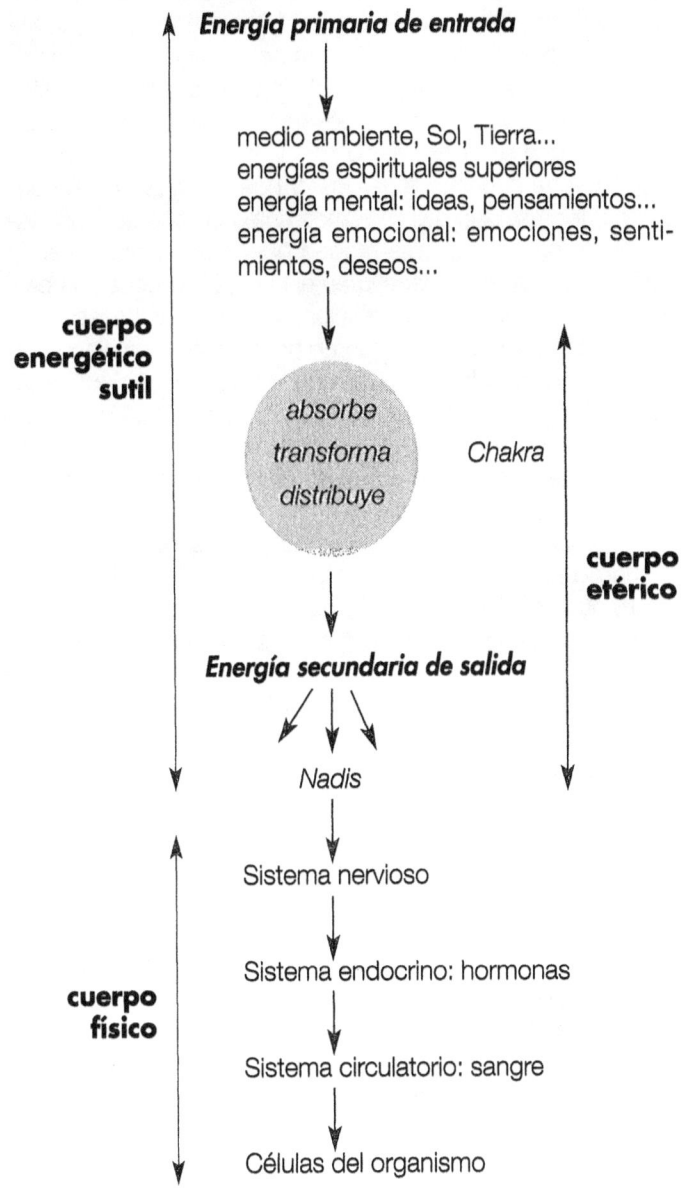

Energía primaria de entrada

medio ambiente, Sol, Tierra...
energías espirituales superiores
energía mental: ideas, pensamientos...
energía emocional: emociones, sentimientos, deseos...

**cuerpo
energético
sutil**

*absorbe
transforma
distribuye*

Chakra

**cuerpo
etérico**

Energía secundaria de salida

Nadis

Sistema nervioso

Sistema endocrino: hormonas

**cuerpo
físico**

Sistema circulatorio: sangre

Células del organismo

El cuerpo etérico sería por tanto el eslabón no visible por el que fluyen las corrientes vitales que mantienen vivo nuestro organismo y donde se realiza la conexión entre el mundo de las emociones, pensamientos, dimensión espiritual y nuestro cuerpo físico. Es por tanto el puente mediador que permite transferir las ondulaciones de información. Como molde energético de nuestro cuerpo, la salud de nuestro organismo físico depende en gran medida de poseer un cuerpo etérico equilibrado, ya que su desequilibrio impide la correcta afluencia de energía entre nuestros "cuerpos" y nuestra alma. En él pueden estar presentes desequilibrios antes de que se manifiesten en la materia. La enfermedad puede manifestarse en el aura etérica antes de hacerlo en el cuerpo. A veces una persona siente molestias o sensaciones y tras un exhaustivo estudio y reconocimiento del cuerpo no encontramos ningún registro de enfermedad ni causa que lo justifique; sin embargo, ésta se halla a nivel energético, y es la sensibilidad de la persona la que está anunciando el problema, por lo que si somos capaces de reconocerlo y tratarlo, estaremos haciendo realmente *medicina preventiva*.

En el caso de que la enfermedad ya esté materializada en el cuerpo físico, deberemos actuar con técnicas convencionales, que actúen a este nivel, pero trabajar sobre el sistema energético puede ayudarnos a avanzar en el proceso de curación.

En algunos casos, esto ya se está utilizando en el campo de la rehabilitación, donde se utilizan corrientes electromagnéticas sobre fracturas óseas, acelerando el proceso de consolidación y formación del callo óseo, favoreciendo la curación de la fractura y disminuyendo las secuelas postraumáticas. La magnetoterapia también es aplicada en fracturas mal consolidadas, osteoporosis (descalcificación) postinmovilización, etc.

Por tanto en la rehabilitación y fisioterapia encontramos ejemplos de actuaciones sobre nuestro campo energético para facilitar un proceso de curación.

La luz es una forma de radiación, yendo sus frecuencias visibles desde el rojo hasta el violeta. Las frecuencias por debajo del color rojo corresponden a los *infrarrojos*, y por encima del violeta encontramos los *ultravioleta*. El color violeta es el resultado de una vibración que acontece con una frecuencia

370 billones de veces mayor que las vibraciones productoras del color rojo. Las *microondas* poseen frecuencias inferiores a las infrarrojas.

En la termoterapia se utilizan frecuencias de infrarrojos y microondas, mientras que en la electroterapia se utilizan interferenciales, magnetoterapia, ultrasonidos, corrientes exponenciales y Tens (Terapia de estimulación eléctrica nerviosa).

Éstos son ejemplos de cómo cada vez utilizamos más la física y no sólo la química como herramienta de tratamiento.

A los *chakras* también se les conoce con el nombre de **psicobiogeneradores.**

Psico: porque se relacionan con distintos estados de nuestra mente y de nuestras emociones. Pensamientos y emociones determinan entre otros el tipo de energía que circula por nuestro cuerpo etérico y, en definitiva, acaban afectando al cuerpo físico, y viceversa: el estado de nuestro cuerpo físico puede influir en nuestros estados mentales y emocionales.

Al reflexionar sobre este proceso podremos comprender mejor cómo pensamientos y sentimientos pueden llegar a afectar a nuestro organismo, siendo en ocasiones la causa *interna* de lo que acontece a nivel *externo.*

Posiblemente hayamos tenido experiencia de cómo pensamientos negativos (emociones y sentimientos de rabia, ira, envidia...) que afectan a nuestra autoestima, aunque estén en un plano inconsciente, pueden terminar afectando a nuestro organismo y sus funciones, y ocasionar enfermedad como última expresión del proceso.

Bio: porque cada *chakra* se relaciona en concreto con determinados órganos internos, glándula endocrina y plexo nervioso (fig. nº 3).

Uno de los fundamentos básicos de las medicinas energéticas o vibracionales, es el reconocimiento de la existencia del cuerpo energético, etérico o vital, que representa el nivel de paso e intercambio de todas estas energías que circulan en un ser vivo. El cuerpo etérico es sensible a estímulos vibratorios sutiles como el sonido, la luz, el color, los campos electromagnéticos; a la información contenida en un medicamento homeopático o esencia floral; a las imágenes mentales de la visualización, incluso a formas y figuras geométricas, etc.

Un sonido, un color, son longitudes de onda, son vibración, y tienen la capacidad de afectar la materia ya sea con efecto armonizador o desarmonizador.

En el siglo XVIII, Ernst Chladni realizó unos experimentos que evidenciaron gráficamente el efecto que las vibraciones tienen sobre la materia. Chlandi espolvoreó arenilla muy fina sobre una placa de acero y luego friccionó el canto de la placa con un arco de violín impregnado de resina. Pudo comprobar cómo la arenilla se disponía dibujando diferentes formas que variaban según el tono, y cómo un sonido podía afectar la materia.

Pero esto ya lo conocían los sabios yoguis de la India, los cuales practicaban determinados sonidos llamados *mantrams* con la intención de purificar cuerpo y mente elevando sus vibraciones. Cada centro de energía o *chakra* tiene asignado un sonido o *mantram,* que al irse repitiendo produce efectos en nuestro organismo. Nuestro cuerpo actuaría como una caja de resonancia: al aplicar sobre ella una vibración determinada con frecuencias similares a las de los centros de energía, produciría un efecto de resonancia energizando y armonizando nuestro sistema.

Pero un sonido o un *mantram* no pueden producir su efecto armonizador si la persona que los pronuncia es irresponsable al hablar y no utiliza con corrección la energía del sonido. Para que el sonido realice los efectos deseados, primero debemos limpiar la mente y eliminar las malas costumbres respecto al uso de la palabra; así la vibración que aporta un *mantram* será beneficioso para nosotros. ¡No podemos poner un nuevo casete si no quitamos el anterior! Hay que limpiar para dejar paso a lo nuevo. Hablar cuando sea necesario, decir las cosas agradablemente, no desviarnos de la idea al hablar, son claves para empezar a trabajar con el sonido y empezar a conocer su importancia. ¡Cuánta energía desperdiciamos a través del mal uso y abuso de la palabra!

Cuando a través de un prisma hacemos pasar un haz de luz blanca, ésta se despolariza en los 7 colores del arco iris, cada uno de ellos corresponde a una longitud de onda diferente. También sabemos que existen 7 notas musicales, y que están relacionadas las frecuencias oscilatorias del sonido y la luz.

Ciertos autores occidentales establecen correlaciones entre los 7 centros de energía o *chakras* principales, los 7 colores del espectro cromático, las 7 notas musicales, y los 7 sistemas de glándulas de secreción interna. Es interesante destacar estas correspondencias que nos servirán para entender algunos de los mecanismos de actuación de medicinas vibracionales. Según esta correspondencia la vibración de cada *chakra* está en consonancia con un color y una nota asociadas, teniendo el primer *chakra* de la base de la columna la frecuencia más baja y el séptimo *chakra* coronario la más alta.

La correspondencia es la siguiente:

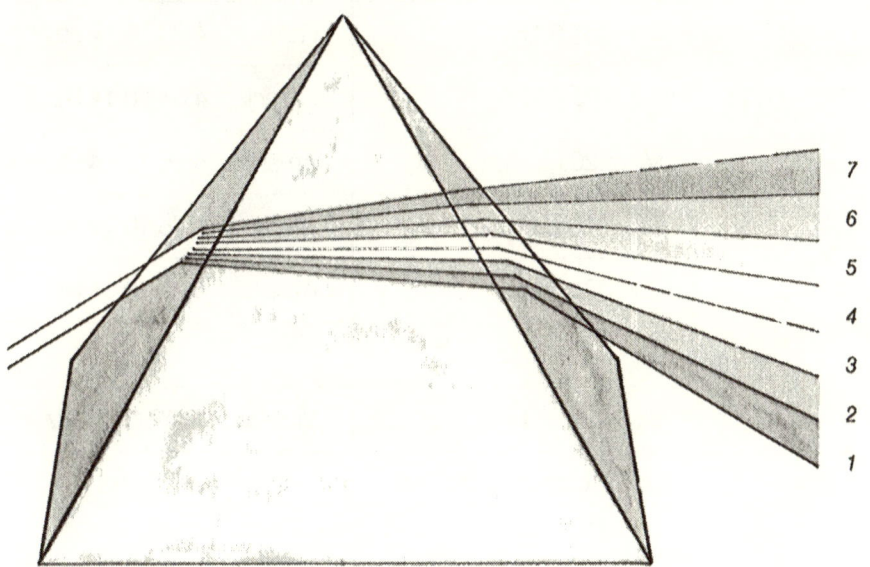

color	nota musical	mantram	chakra	
1 rojo	do	Lam	Muladhar	1ᵉʳ *chakra*
2 naranja	re	Vam	Swadhistana	2° *chakra*
3 amarillo	mi	Ram	Manipura	3° *chakra*
4 verde	fa	Yam	Anahata	4° *chakra*
5 azul	sol	Ham	Vishudaha	5° *chakra*
6 índigo	la	Ksham	Ajna	6° *chakra*
7 violeta	si	Om	Sahasrara	7° *chakra*

Figura 20
Despolarización de un haz de luz blanca en 7 colores al pasar por un prisma, las 7 notas musicales y sus relaciones con los 7 centros de energía o chakras.

La frecuencia de una onda, ya sea luminosa, sonora o de otro tipo, se mide en hercios (Hz). Un hercio equivale a una vibración, oscilación por segundo. La frecuencia de vibración de las notas musicales emitidas por un diapasón de la primera octava, y la frecuencia de los diferentes colores del espectro de la luz visible, tienen los siguientes valores en hercios o ciclos por segundo:

Notas musicales	Colores	
Do: 261,62 Hz	Rojo:	4,23 10 14 Hz
Re: 293,67 Hz	Naranja:	4,83 10 14 Hz
Mi: 329,63 Hz	Amarillo:	5,25 10 14 Hz
Fa: 349,23 Hz	Verde:	5,76 10 14 Hz
Sol: 392,00 Hz	Azul:	6,39 10 14 Hz
La: 440,00 Hz		
Si: 493,88 Hz	Violeta:	7,32 10 14 Hz
Do (2ª octava):523,25 Hz		

Todo es Vibración, todo en el universo está en movimiento, nada está en reposo, desde lo más sutil a lo más denso, ya sea materia o energía, sólo depende de la frecuencia de vibración; y entre los dos polos hay miles y miles, millones y millones de grados de vibración; esto se produce a todos los niveles, ya sea físico, emocional, mental, o espiritual. Aportando la vibración adecuada podemos llegar a producir una resonancia armónica y devolver el equilibrio a un sistema. El secreto es encontrar esa frecuencia adecuada portadora de la información, un medicamento, una palabra, una longitud de onda..., capaces de producir el cambio.

7. Cuerpo emocional

Es el vehículo a través del cual se expresan todas nuestras emociones, sentimientos y deseos. También conocido como *cuerpo astral* o *cuerpo de deseos.*

La gran mayoría de los seres humanos vivimos polarizados en nuestro vehículo emocional, sumergidos en un fluir de emociones y sentimientos que, seamos conscientes o no, dirigen nuestra vida. Nos identificamos tan profundamente con nuestras emociones que éstas nos dominan, y si nos detenemos a observar, comprobaremos que ninguno de nuestros cuerpos sutiles influye tanto en la visión que tiene una persona del mundo y de la realidad, como lo hace el cuerpo emocional.

El cuerpo emocional es la matriz donde permanecen grabadas todas las impresiones, emociones, experiencias, reacciones, patrones emocionales repetitivos, etc., desde que somos la unión de dos células, ¿o tal vez antes...?

Conocido también como el plano del *espejismo, la ilusión, la realidad distorsionada.* Del espejismo y la ilusión porque si sentimos que algo es real, por mucho que intenten convencernos de lo contrario, para nosotros será tal como lo percibimos, aunque estemos en un grave error. Cuando alguien piensa y siente algo, eso se convierte en *su* realidad y *su* verdad. Descubramos nuestra forma de pensar y de sentir. Descubramos qué pensamientos y sentimientos crean nuestra realidad y así, transformándolos, podremos transformar nuestras vidas.

Recuerdos dolorosos, no liberados, tienen un gran poder sobre nosotros, nuestro cuerpo y nuestra salud. Si en el momento que sufrimos o sentimos una "agresión" no comprendemos y no somos capaces de perdonar, esa vivencia quedará grabada en nuestro ser, permaneciendo viva en nuestra memoria a nivel consciente o inconsciente, sin importar tiempo o espacio, hasta que la liberemos.

Recuerdo a una paciente filipina de unos cuarenta años, que durante gran parte de su vida vivió un profundo sentimiento de abandono y soledad, porque sus padres, cuando era pequeña, la cedieron a sus abuelos para que la cuidaran. Ella vivió este hecho como falta de cariño y amor de sus padres, y durante décadas experimentó un sentimiento de abandono que marcó profundamente su vida de relación. Ya adulta, comprendió que era habitual en Filipinas que los padres cedieran un hijo a los abuelos para que tuvieran un motivo por el que vivir, y que esto era algo socialmente aceptado por la cultura de su pueblo. Lo que había sido una realidad vivida con dolor y sufrimiento, se convirtió en comprensión. Fue capaz de reconocer el arquetipo tribal por el que sus padres se habían guiado y así curar una herida muy profunda.

El cuerpo emocional tiene una extraordinaria influencia sobre la manera en que vemos el mundo y la vida. Por lo tanto, es el moldeador de nuestra realidad, hasta que somos conscientes y deja de dominarnos. Actuamos, nos movemos y tomamos decisiones impulsados por las emociones. Las masas inconscientes se mueven impulsadas por la emotividad, y pueden ser manejadas por una mente potente capaz de generar impulsos emocionales que las movilice.

Cada vez somos más conscientes de la contaminación ambiental del planeta, de su atmósfera, aguas, tierras...; empezamos a ser más conscientes de la contaminación a la que sometemos nuestro organismo; sabemos lo perjudicial de ciertos hábitos tóxicos, pero de lo que apenas somos conscientes es del grado de contaminación de nuestro mundo emocional, al que durante miles y miles de años hemos ido cargando con impresiones en su mayoría de naturaleza densa y negativa, como son sentimientos de miedo, temor, ira, rabia, envidia, etc. El grado de contaminación del cuerpo emocional de la mayoría de los seres humanos es tal que impide que nuestro hogar, lugar de trabajo, ciudad o pueblo, país y planeta en su globalidad, sea ese lugar de paz que tanto anhelamos.

Limpiar el cuerpo emocional de viejos hábitos, prejuicios y patrones negativos es una premisa fundamental para lograr el autoconocimiento. Debemos arriesgarnos y entrar en ese camino que conduce a autodescubrirnos, para así transformar lo inadecuado e inarmónico y poder expresar lo que realmente somos desde nuestra máxima potencialidad.

El mundo de las emociones es un aspecto de nosotros no sujeto al espacio ni al tiempo. Una emoción, un sentimiento puede marcarnos tan profundamente que seguirá vivo en nuestro ser, aunque hayan pasado días, meses, años... sin importar el tiempo ni el lugar. En ocasiones desconocemos, o tenemos profundamente enterrado en el olvido del inconsciente, la causa que originó esa reacción pero, como pulsando un interruptor, ante una situación que nos avive el recuerdo, se despertará en nosotros la memoria de lo sentido y vivido. De ahí que el cuerpo emocional, con todas sus grabaciones y vibraciones, tenga una enorme influencia en nuestras vidas.

Sanar emociones depende de nuestra capacidad para disolver y soltar el pasado, dándonos la libertad para ser nuevos y únicos en cada momento. Cuando comprendemos conscientemente nuestros desequilibrios internos y los liberamos, podemos disolver las causas de muchos sufrimientos. Hemos de crear lo nuevo y disolver lo viejo, y en el momento en que estemos dispuestos a penetrar en los patrones de nuestro cuerpo emocional, a perdonarnos y perdonar, seremos más libres. Deshacer los lazos entre nuestro cuerpo emocional y los cuerpos emocionales de los miembros de nuestra familia disuelve patrones repetitivos de viejas relaciones, y limpia nuestra energía cerrando círculos de ataduras de días, meses, años... o vidas. Descubrir los patrones de nuestros padres, y la forma en que nos han influenciado, es fundamental para nuestra sanación.

Debemos aprender a diferenciar entre un pensamiento y una emoción. Si nos observamos con detenimiento nos daremos cuenta de que la mayoría de los pensamientos están revestidos de emoción. Creemos que pensamos, pero en realidad lo que ocasiona y origina ese proceso de pensamiento es un sentimiento de alegría, amor, soledad, temor, tristeza... Somos eminentemente emocionales, de ahí la confusión, cuando creemos estar ante un problema mental y no nos damos cuenta de que lo que origina el problema es la envoltura emocional de ese pensamiento.

El cuerpo emocional tiene su propia vida y conciencia, y una de sus características es su tendencia a repetir, no en balde, la famosa frase de que el ser humano es el único que "tropieza dos veces en la misma piedra".

En mi recuerdo permanecen muchos pacientes que a pesar de vivir situaciones dolorosas o relaciones negativas, continúan repitiendo los mismos patrones sin cesar, como si "algo" les impulsara a ello y a su vez les impidiera salir de ahí; una y otra vez salen de relaciones dolorosas para iniciar otras similares y con las mismas tendencias, como si algo atrajera esas experiencias, haciéndolas sentirse víctimas de las circunstancias. Y es que las emociones son vibración y el cuerpo emocional tiene la característica de emitir unas vibraciones que actúan como imanes, atrayendo una y otra vez aquello que precisamente deseamos evitar. En esa repetición va implícito el mensaje de que algo debemos modificar, de que algo debemos transformar. Sanando nuestras emociones transformaremos las vibraciones que emitimos, y dejaremos de sentirnos víctimas de las circunstancias para comenzar a tomar las riendas de nuestra vida.

Hasta ahora muchas relaciones humanas se han basado en el desequilibrio y sobre la base de que el otro ser llene nuestro vacío. Cuando dos seres llenos de vacíos y necesidades se unen creyendo que el otro aportará lo que precisan, se entra en un vínculo de dependencia, a veces con la anulación de uno de los dos, donde uno da y el otro recibe. Cuanto más plenos y realizados seamos, la unión expresará una mayor expresión del amor; donde la comunicación será de alma a alma; donde uno no se anula para que el otro crezca, y donde los dos seres se potencian en el camino de la realización, siendo el amor y el respeto mutuo la regla. Ésa es la pareja del futuro, y el amor no se expresará a través de la fricción, dolor o sufrimiento, sino a través de la unión con la energía de la Vida, esa fuente de luz, paz y amor que algunos llaman *Dios*.

Observando nuestro mundo interno nos daremos cuenta de que las emociones ocasionan las grandes luchas de nuestra existencia, y que en ellas radican la mayoría de nuestros sufrimientos. Al cuerpo emocional se le conoce como el *campo de batalla,* donde se sienten con mayor fuerza los pares de opuestos amor-odio, alegría-tristeza..., como un péndulo en continuo cambio oscilante.

Vivimos en nuestro mundo emocional sujetos a la polaridad. En él percibimos con mayor intensidad los pares de opuestos. Todos sentimos a diario sus variaciones pasando de la alegría a la tristeza, del miedo al coraje, del amor al odio, de estados de paz y bienestar a estados de inquietud y malestar, etc., vivir uno u otro estado es cuestión de "grado". El amor y el odio son emociones de la misma clase pero de diferente grado, igual sucede con la alegría y la tristeza, son los dos extremos en el movimiento de la polaridad.

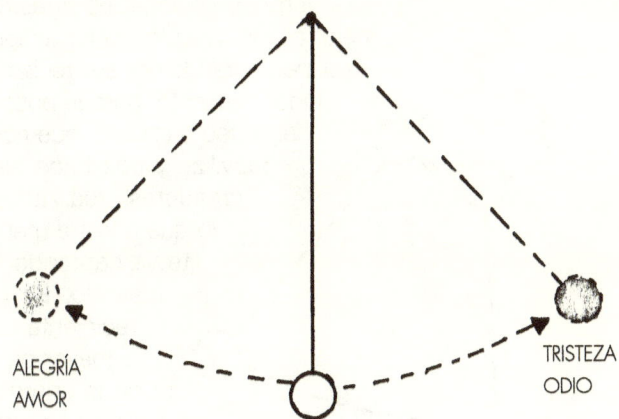

Figura 21
*Polaridad de
las emociones*

ALEGRÍA
AMOR

TRISTEZA
ODIO

Emociones que pertenecen a la misma "clase" pueden ser cambiadas en su polaridad, como un deslizamiento en la misma escala. Así, una emoción negativa desestabilizante puede deslizarse hacia una emoción igual pero diferente en grado. Cuando nos orientamos hacia el extremo positivo de la escala en vez de hacia el negativo, emociones negativas como el odio o el miedo son transmutadas en emociones positivas similares como el amor o el coraje.

Todo es cuestión de "grado" y podemos ejercitarnos en cambiarlo a nuestra voluntad y así elevar nuestras vibraciones. Rememorar momentos en los que sentimos paz y armonía, leer algo que nos ayude a elevar nuestra conciencia y estado mental, escuchar una música que nos aporte bienestar, recuperar el contacto con la naturaleza, o visualizar en nuestra pantalla mental algo que nos traiga la cualidad que necesitamos desarrollar, son algunos ejemplos que nos pueden ayudar a transformar y salir de ciertos estados. El amor de un amigo, las palabras sabias de un médico o terapeuta, un libro que aporte claridad a nuestras ideas..., son las herramientas para conseguirlo.

Desarrollar en nosotros el amor y la sabiduría acorta el hilo del péndulo, trascendiendo ese fluir y refluir de las emociones descontroladas para situarnos en un plano de mayor paz y equilibrio.

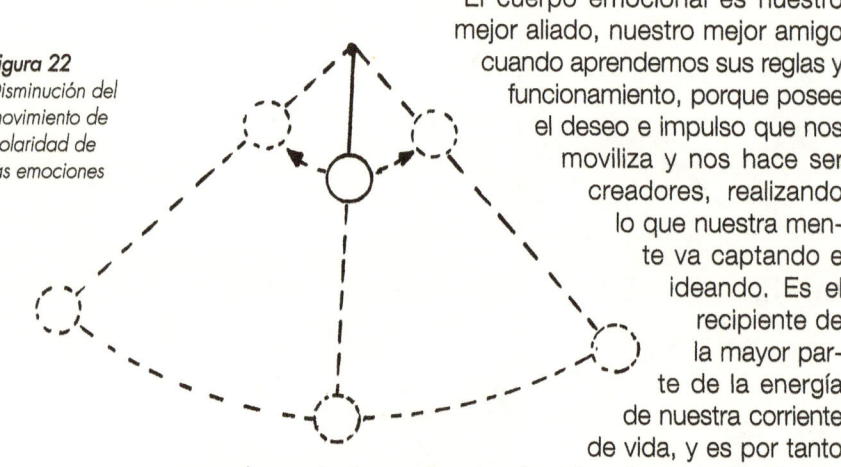

Figura 22
Disminución del movimiento de polaridad de las emociones

El cuerpo emocional es nuestro mejor aliado, nuestro mejor amigo cuando aprendemos sus reglas y funcionamiento, porque posee el deseo e impulso que nos moviliza y nos hace ser creadores, realizando lo que nuestra mente va captando e ideando. Es el recipiente de la mayor parte de la energía de nuestra corriente de vida, y es por tanto un poderoso instrumento a través del cual nuestro Ser busca la expresión.

Desde el punto de vista energético, el cuerpo emocional tiene una apariencia de nebulosa ovalada que se mueve de forma caótica en todas direcciones, en un continuo movimiento que refleja cada una de las emociones y sentimientos pasajeros. Cuanto más caóticas sean nuestras emociones, cuanta más rabia, ira, enfado, miedo, preocupación, depresión tengamos, más caóticos serán sus movimientos y menos definido su contorno; pero cuanto más nos abramos a sentimientos de paz, amor, armonía, gozo, etc., más transparente y luminoso será.

Desde principios de siglo, disponemos de una herramienta que tiene su principal nivel de actuación como armonizadora de estados emocionales. Es la aportación que nos dejó el Dr. Edward Bach: las esencias florales.

Las esencias florales: armonizadoras de emociones

El Dr. Edward Bach nació en Inglaterra en 1886, y fue el pionero de los elixires florales. Practicó la medicina como bacteriólogo, descubriendo cómo ciertos gérmenes, que habitualmente formaban parte de la flora intestinal, se encontraban en mayor cantidad en muchos casos de enfermedades crónicas. Se introdujo en el campo de la inmunología y trabajó incansablemente buscando vacunas con las que obtuvo muy buenos resultados clínicos. Pero su inquietud y actitud desinteresada y altruista por encontrar alivio al sufrimiento humano, le llevaron a buscar nuevos horizontes, introduciéndose en el estudio y práctica de la homeopatía antes de interesarse por las virtudes terapéuticas de algunas flores.

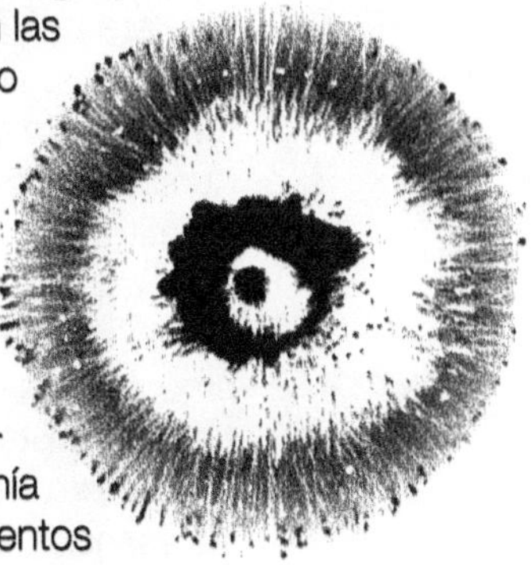

Figura 23
Gota de esencia floral.

Durante sus años de práctica médica observó la importancia de la visión que el paciente tenía de la vida, y el papel de las emociones y sentimientos como origen de enfermedad. Comprobó que tratando los desequilibrios emocionales y mentales de sus pacientes, su condición física mejoraba considerablemente. Así, su finalidad e inquietud fue descubrir una forma simple de tratamiento a base de remedios puros y naturales, que aportaran equilibrio a los estados emocionales.

El Dr. Edward Bach avanzó en el conocimiento de los bloqueos emocionales como uno de los orígenes de nuestros malestares. Para él el miedo, el egoísmo, el orgullo y la ignorancia, la falta de autoestima, la codicia, el odio, los celos... eran "gérmenes" iniciadores de un conflicto que podía con el tiempo afectar a nuestro cuerpo, no siendo casual la localización de la zona afectada en el organismo, sino que respondería a la *relación causa-efecto*.

Una vez descubierto el defecto, no trataremos de combatirlo a toda costa, sino de desarrollar la virtud opuesta, que actuará borrándolo.

No se trata de pelear y luchar contra la oscuridad, sino únicamente transformarla, y como en una habitación a oscuras encender la Luz.

Para el Dr. Bach la salud era manifestación de la armonía entre cuerpo, emociones, mente y espíritu; y la enfermedad se originaba por un desequilibrio entre la actividad exterior y los designios del ser profundo. Tal como nos explica en sus dos pequeños libros *Cúrese usted mismo* y *Los Doce Curadores y otros remedios*, la enfermedad es en esencia un conflicto entre el alma y la personalidad. Los métodos materialistas podrán aliviar pero no erradicar o curar la enfermedad, por la simple razón de que en su origen la enfermedad no es material.

Para una curación completa, los remedios físicos no son suficientes, antes han de eliminarse los defectos que causaron la enfermedad, con un esfuerzo que proviene del interior y que se expresa a través de la personalidad, cuando uno se lo permite.

Y aquí los elixires florales juegan su papel. El Dr. Bach descubrió la influencia que algunas flores ejercían en los estados emocionales, e inspirándose en las obras de Paracelso, Hahnemann y Steiner, desarrolló un sistema de preparación de elixires capaz de extraer las vibraciones armónicas de las flores: las esencias florales.

Descubre doce primeros remedios que posteriormente amplía a treinta y ocho y que divide en siete epígrafes:

1. Para el temor.
2. Para la incertidumbre.
3. Para la falta de interés en las actuales circunstancias.
4. Para la soledad.
5. Para los hipersensibles a influencias y opiniones.
6. Para el abatimiento o la desesperación.
7. Para la excesiva preocupación por los demás.

En 1976, la OMS (Organización Mundial de la Salud) reconoce la terapia floral del Dr. Bach como sistema médico, y en 1983 publica en *Medicine Traditionelle et Couverture des Soins de Santé*, OMS Ginebra, p. 162, un estudio dirigido a las administraciones sanitarias recomendando la terapia floral de Bach.

Los elixires florales no son drogas y por lo tanto no son medicamentos en el sentido médico del término. No pueden sustituir a los tratamientos formalmente indicados, sino que son lo que podríamos definir como armonizadores.

Philippe Deroide, investigador de esencias florales, posee en Francia un programa científico de investigación en el que se combinan diferentes métodos para determinar la naturaleza y el número de componentes de las esencias florales. El estudio *cuantitativo,* a través del método de *liofilización*, determina la cantidad de residuos secos contenidos en cada tintura madre del elixir, y el estudio *cualitativo* por espectroscopia y cromatografía permite determinar las familias de componentes de cada elixir floral. Se han determinado fundamentalmente terpenos, flavonoides y alcaloides en estudios realizados en el Departamento de Farmacología de la Universidad de Grenoble.

Estos estudios demuestran que la cantidad de residuos secos que se encuentran en los elixires está en proporciones tan insignificantes que no permiten explicar los efectos terapéuticos por un proceso bioquímico. Por otro lado, los estudios cualitativos han revelado una ínfima cantidad de componentes conocidos, que en las diluciones que se utilizan en el plano terapéutico tampoco justifican su efecto.

Actualmente se está utilizando el método de las *cristalizaciones sensibles*, descubierto por E. Pfeiffer a principios de los años treinta. Con este método se pone en evidencia la *fuerza formadora* presente en un sustrato determinado, y permite reflejar la *fuerza vital* de una sustancia.

La cristalización sensible se utiliza en numerosos ámbitos, como en la agricultura, permitiendo comprobar el nivel de calidad de un alimento y realizar estudios de prospección agrobiológicos. En el campo de la salud, permite analizar fluidos corporales (sangre, saliva, orina) y determinar estados patológicos, que aunque no se hayan manifestado aún en el plano físico producen una serie de modificaciones.

La cristalización sensible permite, por tanto, un análisis *cualitativo* de remedios vibracionales, como los elixires florales y diluciones homeopáticas. Así pues, los elixires florales no son efectivos por la acción bioquímica de sus componentes, sino por sus propiedades energéticas vibratorias, y resulta esencial seguir desarrollando nuevos métodos de investigación científica que permitan estudiar y comprobar las propiedades de los remedios vibracionales.

El interés por los elixires florales no ha dejado de crecer en estos últimos años. Numerosos grupos y asociaciones de investigadores siguen trabajando y ampliando este sistema terapéutico en Estados Unidos, Canadá, Francia, Alemania, Suiza, Gran Bretaña, Australia, América del Sur y otros países del mundo.

Sólo cuando somos felices estamos en condiciones de ayudar a los demás, por ello nuestra mayor responsabilidad es sanar nuestras emociones.

Para el Dr. Bach: *"La acción de estos remedios es incrementar nuestras vibraciones y abrir nuestros canales para la recepción del Ser Espiritual; para inundar nuestra naturaleza con la virtud particular que necesitamos y lavarnos de la imperfección que está causando el perjuicio. Los remedios pueden, como la música hermosa o cualquier cosa edificante que nos inspira, elevar nuestra naturaleza misma y acercarnos más a nuestro espíritu. Y por este acto conceder paz y alivio a nuestros sufrimientos. Ellos curan no porque ataquen la enfermedad, sino porque inundan nuestros cuerpos con las bellas vibraciones de nuestra Naturaleza Superior, en cuya presencia la enfermedad se disuelve como la nieve bajo la luz del sol.*

No hay auténtica curación a menos que haya un cambio en los puntos de vista, paz en la mente y felicidad interior".

Dr. Edward Bach
Bach por Bach

8. Cuerpo mental

De los cuatro vehículos de nuestra personalidad (cuerpo físico, etérico, emocional y mental), es el cuerpo mental el que realmente nos hace ser humanos, y nos convierte en seres autoconscientes. En el cuerpo mental encontramos los pensamientos, ideas, percepciones racionales e intuitivas. El cerebro físico y los sentidos son los instrumentos de contacto con el mundo de la forma, y constituyen un mecanismo tan complejo, que no ha sido todavía plenamente comprendido.

La mente es una herramienta muy poderosa con la que cuenta nuestra personalidad, y la podemos usar tanto para bien, como para mal. Pensamiento y sentimiento unidos son creadores. Si yo pienso y siento algo, para mí eso se convierte en real. Un pensamiento sostenido junto con un sentimiento-emoción que lo acompañe van a producir una *creación* en el plano externo. Todos hemos tenido la experiencia de pensar y sentir algo, y ver cómo tarde o temprano eso se manifiesta. Pero no es suficiente con pensarlo, hay que sentirlo también. Si una persona se esfuerza conscientemente por conseguir por ejemplo amor o éxito, pero inconscientemente siente celos o desconfianza, no logrará su meta hasta que transforme esos sentimientos.

La mente tiene una cualidad que nos hace ser creadores, por lo que cambiando nuestros procesos mentales y pensamientos nuestro mundo cambia.

Así como no debemos ser esclavos de nuestras emociones, tampoco debemos serlo de nuestra mente. Ella es sólo un instrumento a utilizar. Podemos ejercitarla para que se fortalezca a través del estudio, la observación y la reflexión. Debemos alimentarla con pensamientos positivos.

El cuerpo mental se subdivide en: la mente concreta externa y la mente abstracta intuitiva. La mente concreta es la inteligencia que utilizamos en nuestra vida cotidiana, mientras que la mente abstracta es nuestra inteligencia superior.

La *mente concreta externa* es la facultad que nos permite pensar, analizar, razonar. Nos permite manifestar la inteligencia autoconsciente y a través de ella creamos circunstancias en nuestra vida.

La mayoría de los seres humanos tenemos un pensamiento de tipo *lineal,* en el que la actividad mental tiene su origen en las percepciones e impresiones que captamos a través de los sentidos. Esta información, traducida en emociones y sentimientos, pasa a nuestra mente y ésta reacciona formulando pensamientos conscientes, muchas veces con patrones de pensamiento repetitivo, con los que evaluamos la vida y el mundo.

La mente concreta externa es una "película impresionable" conductora de ideas, a través de la cual las ideas son interpretadas y luego, según la habilidad del intérprete, las plasma en la manifestación física. La mente concreta externa trabaja a través del cerebro.

Nuestra mente concreta está sólo parcialmente desarrollada y la utilización de toda nuestra capacidad está condicionada por nuestra apertura a la mente abstracta superior.

Nudos, bloqueos emocionales no resueltos de nuestro cuerpo emocional, contaminan y distorsionan la información, haciendo que pensamientos y conclusiones a las que llegamos sean erróneos. Las creencias y conceptos distorsionados nos impulsan a actuar erróneamente. El sufrimiento es, en ocasiones, indicativo de que nos hemos desenfocado.

La verdadera función de nuestra mente no es únicamente captar la información desde los sentidos o el cuerpo emocional, sino alinearse con la *mente abstracta intuitiva superior*, con la inspiración interna, con la intuición, conectando con las ideas y pensamientos que nos fluyen desde planos superiores, desde la mente Universal.

El cerebro es el instrumento que la mente usa, pero la mente es el instrumento del espíritu. Cerebro-mente-espíritu deben unirse, deben ser uno. La mente debe enfocarse hacia lo superior, hacia el espíritu. Ése es el significado de la verticalidad, del pensamiento *vertical.*

Cada genio del arte, de la música; cada descubridor de la ciencia o gran estadista, que ha contribuido con sus aportaciones al avance de la humanidad, en algún momento, ya sea consciente o inconscientemente, ha utilizado sus capacidades y su pensamiento no de forma horizontal sino *vertical.* El pensamiento de tipo vertical no es aquel que generamos por el contacto lineal con el mundo a través de los sentidos, sino que contactando verticalmente, captamos las ideas desde la dimensión de la no manifestación, dimensión a-temporal y a-espacial, de donde procede todo lo manifestado. El cerebro construye así interpretando frecuencias de una dimensión superior.

Trabajar para lograr la limpieza de nuestra mente contaminada de prejuicios; silenciarla de tanto "ruido" de pensamientos inútiles y distorsionadores, es el proceso que podemos realizar para reenfocarla y recuperar su máxima potencialidad.

Es importante tener pensamientos saludables. Muchas veces sentimos que los pensamientos afluyen y que no los podemos evitar, como si algo nos impulsara a tenerlos. Los pensamientos son resultado de la propia ideación, y el impulso inicial para pensar una u otra cosa parte de la voluntad humana. Si un estímulo cualquiera hace brotar en nosotros un pensamiento, podemos elegir continuar o no, depende de nuestra voluntad. El problema es que no prestamos atención a este proceso, y dejamos que la mente continúe hilvanando ideas durante horas, días..., dándonos un alimento que nos hace daño, nos empobrece y nos estresa.

Es necesario que aprendamos a mantener un estado de serena alerta sobre el funcionamiento de nuestra mente, que es muy indisciplinada y no discrimina acerca del valor de aquello que produce. Ante una idea deprimente, ¡de esas que tanto abundan por ahí...!, puedo preguntarme: ¿es útil para resolver algún problema?, ¿sirve de ayuda a alguien?, ¿me impulsa hacia adelante? Si no puedo responder con un "¡sí!", es mejor que la descarte, y no permanezca horas y horas atrapado en ella, ¡me evitaré muchos dolores de cabeza!, entre otras cosas.

Practiquemos en cambiar el rumbo de una idea que no aporta nada bueno y que, en ocasiones, no es más que una costumbre. El mundo es lo suficientemente rico y complejo como para que veamos en él lo que deseemos, y brindemos nuestra energía en una u otra dirección. El pensamiento es energía y debemos aprender a orientarlo y dirigirlo. Reemplacemos inmediatamente ideas estresantes por ideas de paz, de armonía; no pongamos la energía de nuestro pensamiento en nada que no sea amoroso y amable, justo y bueno; es nuestra libertad. Enfocando nuestra conciencia hacia lo superior, sanemos de esa manera nuestro corazón e intelecto.

Pequeños cambios en nuestros hábitos pueden, con el paso del tiempo, manifestarse en cambios mucho más profundos de lo que sospechamos. Conozco personas que se desalientan pensando que es muy difícil cambiar. Pero no es así. Somos seres de hábitos, y podemos conseguir "tener el hábito de cambiar hábitos inadecuados". Es cuestión de proponérselo.

Pequeñas transformaciones en nosotros se reflejarán en grandes cambios con el paso del tiempo. Es como si a un vector orientado en una dirección lo giramos unos grados hacia otra dirección: conseguiremos, con el transcurso del tiempo, situarnos en un lugar completamente diferente. Si conseguimos transformar nuestros hábitos de pensamiento, aunque sea sólo en "pequeños grados", con el tiempo se producirán grandes cambios en nuestro interior.

Técnicas de relajación, meditación y visualización pueden, entre otras, ser herramientas para atraer ese silencio necesario con el que inspirarnos y crear una realidad mejor.

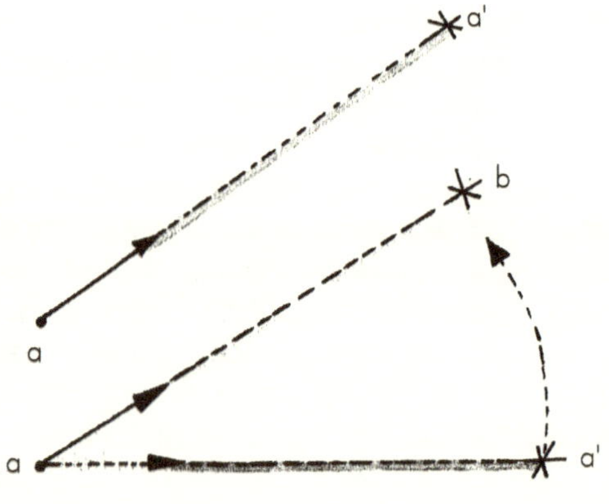

Figura 24
Vector a con una orientación, tras el paso del tiempo llega a a'

Figura 25
Pequeño giro del vector a, con el tiempo se sitúa en b

Técnicas de relajación y el eje neuroinmunoendocrino

A lo largo de los últimos años, numerosos estudios han puesto de manifiesto la estrecha relación que existe entre nuestros sistemas fisiológicos que antes se creían independientes. Cada vez más se están desarrollando formas de comprender globalmente estas relaciones, y un ejemplo de ello es el avance de la neuroinmunoendocrinología.

Muchos estudios han establecido el efecto que tiene el estrés como causa de profundas modificaciones en nuestro organismo, a través del eje neuroinmunoendocrino. Este hecho llevó a plantearse la posibilidad de que las técnicas de relajación pudieran disminuir los efectos del estrés, a través de la modulación de dicho eje.

Uno de los primeros estudios en esta línea fue realizado, hacia los años treinta, por la cardióloga francesa Teresa Brosse, quien registró electrocardiogramas a practicantes de técnicas de meditación. Posteriormente, Wenger y Bagchi estudiaron en India a practicantes de técnicas de yoga, llegando a la conclusión de que era posible que esas personas controlaran voluntariamente funciones automáticas del organismo (latido cardíaco, procesos digestivos, etc.).

A partir de ese estudio comienzan muchas investigaciones y aparecen numerosas publicaciones científicas sobre el tema.

Numerosos estudios demuestran que practicantes asiduos de técnicas de relajación, meditación y yoga, presentan un aumento de las ondas alfa y theta en diferentes regiones cerebrales, hecho que refleja un aumento de la coherencia en el electroencefalograma. Ello sugiere que estas técnicas, especialmente la Meditación Trascendental (MT), producen un patrón más ordenado de funcionamiento cerebral y son capaces de modificar la actividad eléctrica del mismo.

Durante la meditación se demuestran un aumento del flujo sanguíneo cerebral; una disminución de la frecuencia respiratoria, así como períodos en los que se suspende la respiración, coincidiendo estos períodos de apnea o parada respiratoria con experiencias subjetivas de quietud mental en las que se registran una máxima coherencia electroencefalográfica. Además, disminuye el consumo de oxígeno, la producción de dióxido de carbono y de ácido láctico, así como un aumento de la resistencia eléctrica de la piel.

Muchas investigaciones han demostrado una mayor y rápida tolerancia al estrés y una menor activación hormonal en sujetos practicantes de meditación. También disminuciones de la presión arterial en hipertensos, así como reducciones en la isquemia miocárdica inducida por el ejercicio, en pacientes con enfermedad coronaria. Pacientes asmáticos mejoran objetiva y subjetivamente tras la práctica de ejercicios de respiración del yoga llamados *pranayamas*.

Un efecto interesante a destacar es que en practicantes asiduos de técnicas de relajación y meditación se producen descensos significativos de niveles hormonales relacionados con el estrés como: cortisol, tiroxina, hormona estimuladora de la tiroides (TSH), hormona del crecimiento (GH), prolactina, etc.

Ejercicios de relajación con visualización producen aumento en la producción de inmunoglobulinas, así como cambios en la sensibilidad de los receptores de los linfocitos, que son células de defensa.

Parece ser que las técnicas de relajación y meditación tendrían un efecto modulador sobre los sistemas inmunitario, neurológico y endocrino, modificando concentraciones hormonales, parámetros bioquímicos, generando patrones electroencefalográficos coherentes, y en última instancia repercutiendo en la salud física y psíquica, aunque debe tenerse en cuenta la regularidad en su práctica y el hecho de que no todas las técnicas producen idénticos efectos.

La respiración: una herramienta para conducir emociones y mente

La respiración es un acto esencial en nuestra vida, no sólo para continuar viviendo (¡no intentemos permanecer muchos minutos sin respirar...!), sino porque obra en nosotros profundas y trascendentes modificaciones, tanto en nuestro cuerpo físico como en nuestras emociones y mente. No la veamos solamente como un intercambio de gases, ya que a través de ella podemos llegar a la misma célula.

La respiración es el único acto del sistema nervioso autónomo o neurovegetativo que, sin ningún entrenamiento, podemos dirigir conscientemente, lo que la convierte en una herramienta privilegiada para conducir nuestras emociones y nuestra mente, serenándolas.

Cuando realizamos una respiración normal movilizamos unos 0,5 litros de aire, lo que corresponde al mínimo vital. En esta respiración utilizamos la musculatura torácica, principalmente los músculos intercostales y las costillas.

Cuando respiramos utilizando toda nuestra capacidad y reserva respiratoria, originamos una renovación de aire de 2,5 - 3,5 litros.

Al realizar una respiración profunda diafragmática, se efectúa una alternancia de presiones positivas y negativas sobre la cavidad abdominal y torácica que favorece el retorno venoso, y por tanto la eliminación de toxinas y detritus, productos de la combustión celular, hacia el pulmón. Además, se produce un masaje general sobre las vísceras abdominales, favoreciendo su descongestión, al producirse un cambio constante en la posición del músculo diafragmático.

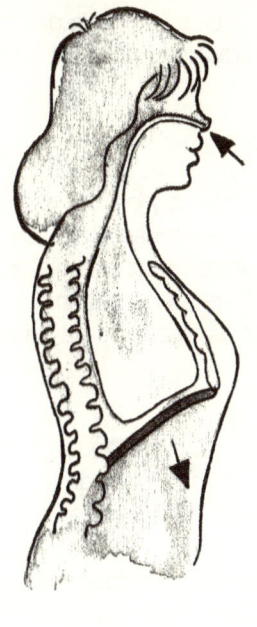

Figura 26
Inspiración, descenso del diafragma

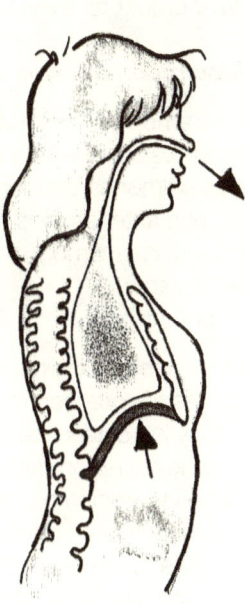

Figura 27
Espiración, ascenso del diafragma

El tipo de respiración expresa el estado anímico de la persona. Una persona tensa, angustiada, respira de forma superficial, rápida y entrecortada. La ansiedad provoca este tipo de respiración, y a su vez esta respiración provoca ansiedad. Por el contrario, una persona tranquila y sosegada respira más pausada y profundamente, de forma ondulada.

Tomando conciencia de nuestra respiración y controlándola, podemos utilizarla como herramienta para equilibrar nuestra psique. Esto se consigue realizando una respiración amplia, completa, lenta y efectuando bloqueos respiratorios, tanto en inspiración como en espiración.

• Respiración con pausa espiratoria

Haremos una respiración lenta, prolongada, vaciando el pulmón de todo el aire, y mantendremos unos instantes esta parada espiratoria.

Respirar así actúa en el centro de la respiración situado en el cerebro, el cual a su vez está relacionado con el hipotálamo, uno de los centros cerebrales reguladores de la glándula hipófisis (sexto *chakra*). Esta técnica respiratoria ayuda a controlar y disipar temores y miedos.

• Respiración con pausa inspiratoria

Haremos también una respiración lenta y prolongada, retendremos el aire tras la inspiración. Sostener así el aire dentro de los pulmones tiene un efecto acumulador de energía. Además, al mantener unos segundos el aire en los pulmones, favorece el intercambio gaseoso. Esta técnica ayuda a trabajar la ansiedad.

Por tanto:

• Una espiración prolongada, profunda, con bloqueo o pausa *espiratoria* con los pulmones vacíos y diafragma elevado, y la posterior eliminación lenta del aire, aporta un estado de relajación mental.

• Una inspiración prolongada, profunda, con bloqueo o pausa *inspiratoria* con los pulmones llenos y el diafragma bajo, aporta un estado de relajación mental y al mismo tiempo posibilita la captación de energía.

• Respiración alternante

Es una técnica respiratoria basada en respiraciones del yoga llamadas *pranayamas*, y consiste en alternar el paso del aire por cada una de las ventanas de la nariz. Es una de las técnicas respiratorias más poderosas. Ayuda a aquietar la mente, disminuir la ansiedad, aliviar un dolor de cabeza, calmar emociones y resulta un buen método para combatir el estrés. Puede ser interesante familiarizarse con esta técnica de modo que podamos recurrir a ella siempre que lo precisemos.

Es preferible realizarla sentados cómodamente en una silla y con los ojos cerrados. Inspiraremos lentamente por ambas fosas nasales, luego taparemos la ventana u orificio nasal derecho con el pulgar de la mano derecha. Espiraremos el aire completamente a través de la ventana nasal izquierda. A continuación, inspiraremos por la ventana nasal izquierda, la taparemos con el meñique derecho, y espiraremos el aire por la ventana nasal derecha. Inspiraremos ahora por la misma ventana nasal, la derecha, la cerraremos con el pulgar derecho y espiraremos por el orificio izquierdo. Repetiremos el ejercicio en secuencias de 7 a 10 veces.

La siguiente figura nos muestra la posición de las manos.

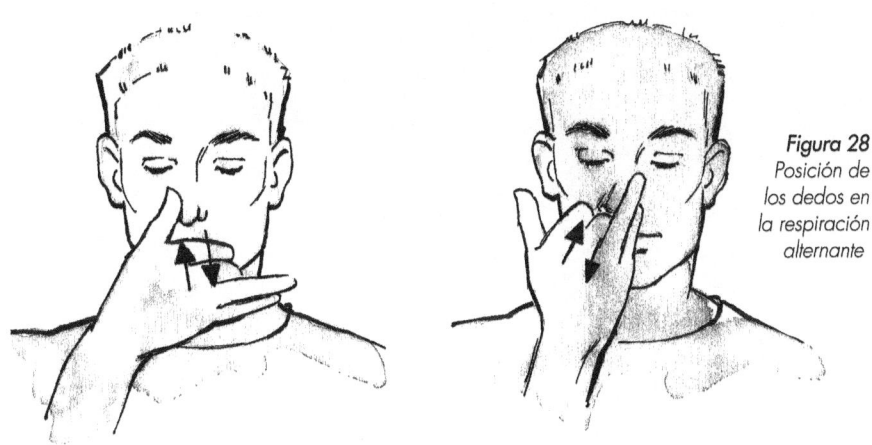

Figura 28
Posición de los dedos en la respiración alternante

Esta respiración también transmite fuerza vital a nuestro cuerpo. Despeja las dos corrientes de energía *Ida* y *Pingala*.

9. Dimensión espiritual

Hablar de nuestra dimensión espiritual es quizá la parte más compleja de abordar, porque en una sociedad donde prima lo material, la vida enfocada a lo externo, en la que el dinero, las posesiones materiales y el consumismo son la nota dominante, hablar del espíritu, esa energía de vida, puede sonar un tanto extraño, ¡aunque tal vez sea lo que más necesitemos!

Los planos superiores son para nosotros una abstracción, y describir con palabras conceptos e ideas ilimitados es siempre incompleto. En estos planos superiores nuestra conciencia se expande de tal forma que reconocemos la *unidad* de la vida, de los seres, de la humanidad. A medida que nos abrimos a sus vibraciones, nuestra vida se enriquece con una cualidad totalmente nueva; cada vez somos más capaces de sentir y expresar paz, sabiduría, compasión, armonía y amor. Armonía que experimentamos en esos pequeños instantes de plenitud que la vida nos regala.

A las puertas del siglo XXI la humanidad se enfrenta a profundos cambios y grandes retos. Las barreras caen, las economías se unen, las comunicaciones no tienen límites, Internet llega a numerosos hogares..., la tecnología progresa imparablemente. Son momentos de cambio y por tanto de grandes oportunidades. Está en nuestras manos transformar lo caduco y cristalizado en algo vivo y nuevo; y tenemos la oportunidad de ver y entender la vida de una nueva forma, y así abrirnos a nuestra dimensión espiritual.

Estamos ante las puertas de lo que puede ser un salto cuántico en la conciencia de la humanidad y contribuir a ello es nuestro privilegio y nuestra responsabilidad.

Dejamos de ser adolescentes para darnos cuenta de que todo lo que hacemos tiene consecuencias, y que en gran medida el mundo es como lo hace nuestra conciencia colectiva.

Sin embargo, como seres individuales, libres y creativos, podemos cambiar nuestra actitud ante los hechos creados por el inconsciente colectivo, con lo cual éstos influirán en nosotros sólo en la medida en que los aceptemos, y a través de nuestra conciencia, sabiduría y conocimiento, podemos influir en el inconsciente colectivo, y así transformarlo.

Hemos venido a la vida y no sabemos ni por qué, ni para qué. Estamos tan desconectados de nuestra esencia, de nuestro Ser, que la vida se convierte en un sinsentido; hemos de recordar, hemos de encontrar el camino.

Abrirnos a la dimensión del espíritu puede aportarnos la inspiración y comprensión de cuál es el propósito de nuestra vida. Todos hemos venido a realizar algo. Todo tiene un sentido, y la comprensión de ese sentido y ese propósito, puede llegarnos a través de la apertura de la conciencia a nuestra esencia más elevada. No importa cuál sea nuestra función en el mundo mientras la realicemos según los dictados del alma.

La capacidad para percibir, absorber y utilizar las energías superiores, depende del desarrollo de nuestros *chakras*, que están influenciados por nuestros bloqueos a nivel físico, emocional y mental. Por eso es trascendental conocerlos y eliminarlos a la luz del alma.

Establecer un puente entre nuestra esencia y nuestra personalidad, requiere un trabajo consciente y constante, viviendo el aquí y el ahora con plenitud. Es preciso descristalizar patrones inadecuados y energías negativas que consciente o inconscientemente nos influyen y condicionan. Poco a poco se va produciendo una transformación en la energía Amor y pasamos de sentir el amor concreto, a vivir el Amor Universal e incondicional.

El flujo de nuestro ser superior entra en nuestro sistema energético a través de los *chakras* superiores (sexto y séptimo), de ahí la trascendencia de las glándulas hipófisis y pineal. A medida que la energía superior es captada por estos centros, todo nuestro sistema se va inundando con una energía de mayor vibración. Se va produciendo la unión entre ambos centros que, como los polos positivo y negativo de una pila, se unen creando la luz en la cabeza (no en balde artistas de todas las épocas han captado este fenómeno plasmándolo como una aureola de luz que rodea las figuras). La luz del Espíritu se revela en la materia, y el Alma rige la vida y sus manifestaciones.

10. Los chakras: centros de conciencia

Los *chakras* son receptores, transformadores y distribuidores de la energía. Situados en nuestro cuerpo vital o energético, son intermediarios entre nuestros constituyentes sutiles y cuerpo físico. También los definimos como psicobiogeneradores, por sus implicaciones a nivel emocional y orgánico. Yo los llamo centros de conciencia, y a medida que nos vamos desarrollando y avanzamos en conocimiento y comprensión, van variando su influencia sobre nuestro ser, entrando en mayor funcionamiento, desplegándose como *flores de loto*.

El funcionamiento anómalo de un centro crea una predisposición energética sutil, que puede facilitar la manifestación de un trastorno o desequilibrio. No es casual que un malestar o enfermedad aparezca en una determinada zona de nuestro organismo, ya que ésta se manifestará en la zona energéticamente más débil de nuestro sistema, obedeciendo a la *relación de causa y efecto*.

Conocer mejor nuestra constitución y sistema energético puede aportarnos importantes pistas para descubrir nuestras zonas más débiles, nuestros bloqueos y, en definitiva, conocernos y autocorregirnos. Se trata de, en la medida de lo posible, eliminar futuros problemas ya que una enfermedad no es material en su origen; pudiendo intuir que existe todo un "recorrido" desde su inicio hasta su manifestación en el cuerpo aunque, como ya dijimos, nosotros la percibamos en un momento concreto en el tiempo. Lo que conocemos como enfermedad es el último eslabón de todo un proceso, producto final de fuerzas profundas y duraderas.

Si nuestro esfuerzo va únicamente dirigido a curar nuestro cuerpo físico, sin actuar sobre la "causa" que lo originó, sólo podremos reparar superficialmente el daño, y al persistir la causa, podría volverse a manifestar en cualquier forma y momento.

Ante un problema podemos adoptar dos actitudes: sufrirlo y vivirlo de una forma resignada como meros espectadores, o intentar iniciar un camino de búsqueda y comprensión de la causa (o causas) que originaron esa manifestación. Las dos posturas son válidas, pero la segunda puede situarnos ante la posibilidad de avanzar, abriéndonos hacia el autoconocimiento, un camino que requiere en muchas ocasiones coraje y, por supuesto, voluntad de cambio.

Adentrarse en el mundo de las "causas" es un tema sumamente complejo. En él influyen múltiples factores, muchos de los cuales se escapan a nuestra comprensión. Pero quizás sea interesante tener en cuenta algunos de los que influyen en nuestro ser y en los que no siempre pensamos.

Factores no siempre tenidos en cuenta

Así, podríamos citar:

1. El efecto que produce sobre nuestro ser la condición en que se halla la humanidad como un *todo*. El ser humano forma parte de la humanidad; podríamos decir que somos un organismo dentro de un organismo mayor. En este sentido no somos independientes, sino que formamos parte de un inconsciente colectivo, de un organismo que es la Humanidad. El momento que vive la Humanidad, como un todo, nos afecta profundamente, seamos conscientes o no, sobre todo en este período en que los sistemas de comunicación y las redes de información están tan presentes en nuestra vida, y lo que le sucede a una parte de la humanidad convulsiona y repercute en el resto. Las barreras son cada vez menores, las distancias dejan de ser una limitación, la conciencia grupal es mayor, y eso nos afecta profundamente.

2. El efecto que sobre nuestro cuerpo tienen las condiciones del planeta como entidad viva y también en evolución. Las condiciones de nuestro planeta afectan muy directamente a nuestro ser. La contaminación ambiental de la tierra, el aire, el agua, el deterioro de la capa de ozono, la contaminación electromagnética y radiactiva, la contaminación so-

nora de las grandes ciudades, etc son factores importantes a tener en cuenta.

3. La influencia de nuestro mundo emocional y mental. Nuestros sentimientos, deseos y procesos mentales son determinantes de nuestra vida y experiencia. Sabemos que en la génesis de muchos desórdenes intervienen factores diversos como los genéticos, dietéticos, tóxicos, contaminantes, etc. Eso es obvio e indiscutible, pero un paso más sería reconocer el papel que juega la conexión "mente-emociones-cuerpo" en el origen de la enfermedad, tal como proponen muchos autores, entre los que podemos citar a S. Matthews-Simonton y O.C. Simonton. Hay grandes evidencias de que el estrés psicológico, situaciones vividas como amenazadoras, pérdidas afectivas importantes, circunstancias críticas, temores, frustraciones, etc., alteran nuestro equilibrio.

Pero no es el estrés en sí, ni las circunstancias como tales, sino el *modo* de reaccionar ante ello lo que tiene realmente importancia, por tanto es un tema individual y personal.

Estos patrones reaccionales tienen muchas veces su origen en la infancia; en los siete primeros años de vida quedan grabados en lo más profundo de nuestra conciencia e incluso a nivel celular. Patrones que se alimentarán a sí mismos y que si no son reconocidos pueden condicionar toda nuestra vida. De ahí la importancia de conocer nuestra verdadera constitución física, emocional, mental y espiritual y desde ahí poder educar a nuestros hijos.

Sentimientos, tanto conscientes como inconscientes, de desamparo, soledad, depresión, temor, pueden influirnos profundamente. Estos sentimientos y pensamientos son procesados por nuestro cerebro, principalmente a nivel del sistema límbico, procesador del estrés y sus efectos, y encargado de actividades implicadas en la autoconservación. El sistema límbico envía sus mensajes a otra zona del cerebro, el hipotálamo, el cual participa en el control inmunitario y en la regulación de la glándula hipófisis, moduladora de la respuesta endocrina. Hoy ya se habla de la conexión psico-neuro-inmuno-endocrinológica.

Todo esto es muy interesante, ya que nos puede permitir aproximarnos a comprender cómo las emociones y la mente pueden afectar a nuestro organismo. Aún podemos ir más lejos: las actuaciones que contribuyan a transformar la percepción que la persona tiene de sí misma, la transformación de sentimientos de desesperanza por otros más positivos, pueden actuar sobre nuestro sistema favoreciendo la posibilidad de recobrar el equilibrio perdido.

Hasta ahora nuestro enfoque principal ha sido la enfermedad. Nos hemos centrado principalmente en el estudio de las personas enfermas, pero quizá sea el momento de ampliar nuestro enfoque y empezar a estudiar a las personas sanas y felices; tener más en cuenta la salud y potenciar aquellos aspectos que nos permitan permanecer en ella. Cuando uno pone su atención en algo, el resto se diluye por falta de energía y de atención. Pongamos nuestra capacidad y esfuerzo en lo positivo, en la salud y el equilibrio, abramos así la puerta que, poco a poco, hará posible que lo negativo y la enfermedad vayan desapareciendo de nuestras vidas.

Vamos a iniciar una breve descripción de cada uno de los siete centros de energía mayores o *chakras* principales, abordando algunos de sus aspectos tanto desde el punto de vista fisiológico como emocional.

A nivel físico, veremos cómo cada uno de ellos se relaciona con un área de nuestro cuerpo y en consecuencia con distintos órganos, glándula endocrina y plexo nervioso.

A nivel emocional y mental, veremos cómo cada *chakra* se relaciona con distintos estados emocionales o actitudes, y podremos distinguir cuándo un centro está armonizado o no.

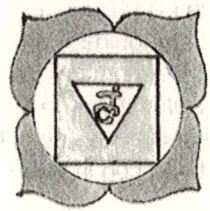

Primer *chakra*
MULADHARA

Figura 29
Primer chakra

También llamado *chakra* de la base, coxígeo o raíz.
Representado por un loto de cuatro pétalos.

* **Localización**

En la base de la columna vertebral, entre el ano y los genitales. Se conecta con el coxis, región más distal de la columna vertebral.

Este centro está relacionado con las cosas materiales, sólidas, terrestres; nos conecta con el mundo físico, con la realidad material.

A nivel simbólico representa la Tierra. Éste es el centro de la materialización. A través de él entramos en contacto con la energía del planeta y su energía entra dentro de nuestro sistema sutil. A nivel simbólico nos da la capacidad de "andar con los pies en el suelo" en nuestra vida diaria.

Ya comentamos que existen dos *chakras* secundarios en las plantas de los pies, que se consideran una prolongación del *primer* centro. Los pies son un anclaje en la tierra y a través de ellos conectamos con su energía, lo que explica por qué es tan bueno caminar descalzo por un prado o por la orilla del mar, pues es una forma de recargarnos energéticamente.

* **Relaciones a nivel físico**

Su área de influencia abarca la zona del coxis en la base de la columna, la zona perianal y las extremidades inferiores.

Las *glándulas suprarrenales*, que se sitúan sobre el polo superior de cada riñón, son la expresión física de este *primer* centro. Son las productoras de adrenalina y noradrenalina, moléculas del sistema simpático. La adrenalina es una hormona responsable de preparar nuestro organismo para la lucha o la huida, produce aceleración del ritmo cardíaco, dilata

107

los bronquios aumentando la capacidad de los pulmones, libera glucosa del hígado hacia el sistema sanguíneo, etc., todo ello como reacción del instinto de conservación. Por tanto este *primer chakra* se relaciona con el *instinto básico de supervivencia,* con las necesidades globales e individuales del hombre para sobrevivir en la Tierra, y por tanto con la *voluntad de vivir.*

Las glándulas suprarrenales segregan, entre otras, las hormonas conocidas como mineralocorticoides, que actúan sobre el riñón regulando el agua y los minerales del organismo e influyen en la tensión arterial.

Según la medicina tradicional china, la energía se manifiesta de tres formas: *Oe, Yong* y *Ancestral.*

La energía *Oe* es defensiva o de superficie. El ser humano está expuesto a posibles ataques del exterior, agentes atmosféricos y climatológicos –viento, frío, calor, humedad, sequedad, etc.–, microorganismos, parásitos, tóxicos, etc., que inciden sobre nuestra piel, mucosa respiratoria y digestiva. Poseemos la energía *Oe* para defendernos. Es una energía que procede de la digestión de los alimentos, se almacena en el hígado y circula por los meridianos más superficiales, los primeros que nos defienden de agentes externos con capacidad de desequilibrarnos.

La energía *Yong* es nutricia, alimenta nuestros órganos principales, permitiéndoles regenerarse y mantener su potencial funcional.

Recibimos la energía *Ancestral* en la concepción y nos imprime características tanto de especie, como de raza o individuo. Es el equivalente energético de nuestra carga genética. Poseemos una cantidad determinada y cuando se nos agota morimos.

El *primer chakra* es el centro de esta energía básica o *Ancestral,* que proporciona vitalidad a los demás centros y circula por los meridianos de la línea media del cuerpo. Controla energéticamente toda la columna vertebral, el sistema óseo y los riñones.

El estrés crónico y sostenido puede conducir a un agotamiento de la reserva energética de este *primer* centro, y una insuficiencia, más o menos importante, de las glándulas suprarrenales, que se manifiesta como cansancio y falta de vitalidad. Por tanto, disfunciones de este centro se manifestarán como disminución de la energía vital sin justificación psicológica, falta de ganas de vivir o de voluntad de vivir. Intervenciones quirúrgicas que afecten esta zona, sobre todo cicatrices en el bajo vientre, pueden suponer también una herida en el campo energético, pudiendo en ocasiones causar fuga de la energía.

- ### Relaciones a nivel emocional

Cuando este centro está armonizado, aceptamos de forma plena la vida en la Tierra, decimos "sí" a nuestra experiencia física. Su equilibrio nos da estabilidad y solidez para construir nuestra vida y conseguir objetivos. Somos vitales y creativos.

Experimentamos una relación profunda y personal con el planeta, y con todas las formas de vida que en él habitan. Estaremos arraigados a la tierra, a la Vida, a nosotros mismos; nuestra existencia se caracterizará por la satisfacción, estabilidad y fuerza interior. Lograremos con facilidad nuestras metas, y tendremos confianza en nosotros mismos; éste es uno de los centros de la autoestima y autoafirmación.

Veremos la Tierra como un lugar seguro, que nos ofrece todo lo que necesitamos. Tendremos una actitud sana hacia las posesiones, eliminando el agobio de almacenar, superando los mensajes que nos obligan a luchar para obtener algo que nunca es suficiente.

Este *primer* centro es el centro de la *inclusión* en el *grupo* o *tribu,* es la raíz del *inconsciente colectivo*, energía de la tribu o tribal. Se relaciona con los esquemas, pautas o influencias sociales, y con las experiencias globales. Parte de nuestra vida, actitudes e ideas estarán influenciadas, y en cierto modo controladas, por este inconsciente colectivo, y puede que no tengamos el suficiente poder individual como para tener más control. A medida que nos vamos fortaleciendo, podemos ir tomando las riendas de nuestra vida; de lo contrario será la mente tribal la que nos manejará.

Cuando este centro no está armonizado, pensamos que la Tierra es algo que hay que explotar y dominar. Intentamos conseguirlo todo sin considerar las consecuencias y nos comportamos según la *ley de la selva.*

Tenemos dificultad para dar y recibir; empleamos mal la energía del dinero, dándole mucha importancia; somos huraños, mantenemos distancias, e ignoramos las necesidades de los demás. Descuidamos nuestra salud, abusamos de la comida, del alcohol, del sexo..., y si no conseguimos lo que queremos nos volvemos agresivos, nos enfadamos rápidamente, sentimos que no podemos confiar en nada ni en nadie, adoptando el papel de víctima, culpabilizando a los demás de todo.

Las personas que "tocan poco de pies en el suelo", poco arraigadas a la vida o con tendencias suicidas, también se relacionan, entre otros, con bloqueos a este nivel.

- *Energía pránica:* tierra
- *Sentido:* olfato
- *Color:* rojo
- *Mantram:* Lam
- *Nota musical:* do.

Segundo *chakra*
SWADHISTANA

Figura 30
Segundo chakra

Chakra umbilical, gonadal, también llamado centro sacro. Representado por un loto de seis pétalos.

• **Localización**

En la cara anterior del abdomen a unos 3 cm por debajo del ombligo; en la cara posterior a nivel de las primeras vértebras lumbares.

Este segundo centro es una especialización del primer centro Muladhara, donde la energía de creación, de materialización, se especializa y concreta en la energía de la reproducción, siendo una parte de esta energía creativa la sexualidad.

Se relaciona con las gónadas: ovarios y testículos, que son las glándulas endocrinas vinculadas a este centro. En relación con el segundo *chakra* existen dos *chakras* secundarios, que regulan a nivel energético ovarios y testículos.

• **Relaciones a nivel físico**

Su área de influencia abarca la zona de la pelvis y abdomen inferior por debajo del ombligo, incluyendo los órganos de procreación masculinos y femeninos: ovarios y testículos, trompas, útero o matriz, vagina, próstata, pene. También incluye la parte final del tracto urinario en su tramo de salida, en la unión de la vejiga con el uréter. La zona urogenital es manejada por el primer y segundo *chakras*.

Es el centro vinculado a la *sexualidad,* y actitudes erróneas frente a ella pueden predisponer el terreno para la aparición de un desequilibrio.

Son muchos los autores, entre los que podemos citar al Dr. Richard Gerber, que han estudiado cómo la debilidad fisiológica-energética-sutil de un centro puede influenciar y predisponer a una determinada zona de nuestro organismo a ser afectada por factores externos o internos (virus, bacterias, tó-xicos, predisposición genética...); y cómo energías bloquea-das, tanto por exceso como por defecto, pueden predisponer un terreno para la aparición de un problema de salud.

Éste es un centro que está afectado, con relativa frecuen-cia, en un número considerable de personas. El exceso de energía predispone a procesos hiperfuncionantes, inflamato-rios o proliferativos, mientras que los defectos producen hi-pofunción y atrofia.

Algunas afecciones relacionadas con este segundo *chakra* son, por ejemplo, las alteraciones menstruales, problemas ováricos, miomas uterinos, neoplasias de endometrio, disfun-ciones sexuales, enfermedades de transmisión sexual, entre las que podemos incluir el SIDA (Síndrome de Inmunodefi-ciencia Adquirida) cuando es transmitido por esta vía.

Hablar de la enfermedad del SIDA abarcaría muchos pla-nos, pero una reflexión interesante sería destacar su vincu-lación con algunos *chakras,* y más concretamente con el segundo y el cuarto. El cuarto *chakra* o centro cardíaco está relacionado con la energía de Amor superior, desde el cora-zón. La glándula que se relaciona con este centro es el timo. Sabemos que el timo juega un papel en el funcionamiento del sistema inmunitario, lugar de maduración de los linfocitos T, los linfocitos que precisamente son atacados por el virus de la inmunodeficiencia adquirida, el virus HIV. El cómo manejamos la energía del amor en una de sus formas de expresión...

La enfermedad del SIDA, si se consigue desvelar, puede llevar implícito un gran aprendizaje. Los pacientes que la pa-decen podrían recibir una gran ayuda, ya que para ellos el tiempo es un factor apremiante que puede impulsarlos a una profunda búsqueda y transformación; a la búsqueda no sólo de un "por qué" –pregunta que en muchas ocasiones es ce-rrada y sin respuesta aparente–, sino respondiendo a un "para qué" todo ese sufrimiento. Un intento de responder a esta últi-ma pregunta abre un camino hacia adelante, puede recondu-cirnos hacia la comprensión, el perdón y la liberación; a la sa-nación de vínculos familiares, etc., convirtiendo la enfermedad en un *motor* transformador de la vida.

El perdón vivido en todas sus dimensiones, cuando es pro-fundo y de corazón, es una energía sanadora poderosísima, un gran liberador. Trabajar en esa dirección es importante.

- ### Relaciones a nivel emocional

Cuando este centro está armonizado, tenemos integrada nuestra polaridad. Nuestra vida está llena de entusiasmo, nuestras acciones son creativas y participamos en la alegría de la creación. Nuestros sentimientos son genuinos y no distorsionados. Podemos abrirnos a los demás con un comportamiento natural, especialmente con las personas de sexo opuesto. La unión sexual con la pareja amada nos dará la oportunidad de participar en el *baile de la creación,* experimentando un sentimiento de unión con la naturaleza y la vida. La mayor parte de los seres se conciben sin la conciencia de que se está participando en la creación de una vida, de que somos copartícipes y cocreadores con la Energía de la Vida. Los pensamientos y sentimientos de los padres son parte de la actividad modeladora del nuevo ser. Cuanto más puros y perfectos seamos, por *ley de afinidad*, más elevados y puros serán los seres que traigamos al planeta.

Tanto la represión como la promiscuidad se relacionan con la desarmonización de este centro. Puede reflejarse como un rechazo o negación de la sexualidad, manifestación inapropiada por deseos reprimidos o fantasías excesivas, o puede reflejarse en un abuso, utilizando el sexo como una droga, no reconociéndose o dirigiendo mal el potencial creativo de la sexualidad cuya equilibrada expresión es la unión en el Amor. Individuos que poseen sus energías centradas primordialmente en el segundo *chakra* suelen considerar las relaciones con otras personas exclusivamente desde el punto de vista de objetos de utilidad sexual. Así, éste puede ser un canal de fuga de la energía, energía que se precisa para otros logros.

De todas formas, el deseo sexual no se debe controlar por pura fuerza de voluntad, obligando a dominar el impulso, ya que si se reprime, la energía irrumpirá por otra parte de nuestro organismo o como desequilibrio emocional. Un impulso no se puede gobernar sin la comprensión de la actitud correcta de conciencia, y a medida que vamos ampliando nuestra conciencia la corriente de energía se va elevando, pudiendo canalizarse a través de otros centros. Asciende del segundo al séptimo *chakra*, la mente va inundándose de ideas maravillosas que seremos capaces de materializar y crear.

Es interesante destacar que la energía creativa no se canaliza únicamente por medio de la sexualidad, sino que puede canalizarse a través de otros centros, en concreto a través del quinto *chakra*, también centro creador y a su vez complementario del segundo. El segundo y el quinto *chakras* forman una unidad funcional y juntos controlan los aspectos más físicos (segundo) y más sutiles (quinto) de la creatividad. El segundo centro es el que permite la reproducción física, mientras que el quinto se relaciona con la creatividad artística, intelectual, el canto, la palabra...

La energía se libera cuando la materializamos en la forma. No es suficiente tener una idea maravillosa y nada más; hay que plasmarla y llevarla a la materia, es así cómo la energía del segundo centro puede ser canalizada a través de otros *chakras*. ¡Cuántas personas tienen ideas maravillosas o proyectos fantásticos pero son incapaces de realizarlos...! Otros los comienzan pero no los concluyen, se pierden, o "abortan" a medio camino. Todo ello puede ser indicativo de bloqueos en el primer y segundo centros entre otros.

- *Energía pránica:* agua
- *Sentido:* gusto
- *Color:* naranja
- *Mantram:* Vam
- *Nota musical:* re.

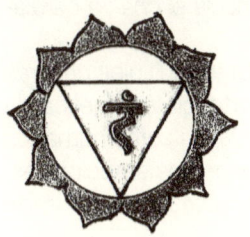

**Tercer *chackra*
MANIPURA**

Figura 31
Tercer chakra

También llamado plexo solar.
Representado por un loto de diez pétalos.

• *Localización*

En la cara anterior del abdomen y unos centímetros por encima del ombligo, alrededor de la zona conocida como epigastrio. Corresponde al área hepato-esplénica; en la cara posterior a nivel de la columna dorsolumbar.

Este centro se encarga del aporte de energía sutil nutritiva a los órganos de la digestión. Pero a este nivel digerimos no sólo los alimentos (ya que este centro se relaciona con los procesos de digestión, asimilación y excreción de ellos), sino también "digerimos" emociones, sentimientos, deseos...; porque este *chakra* está directamente conectado con nuestro cuerpo emocional.

Centro de nuestro poder, este *chakra* se relaciona con aspectos del poder personal, del ego, de la propia identidad, del dominio que uno ejerce sobre la propia existencia y la forma en que nos vemos respecto a los demás. A través de este centro entramos en contacto activo con el mundo material y las personas, nuestra capacidad para mantener relaciones, nuestra identidad y adaptación sociales.

A través del *plexo solar* percibimos las vibraciones de otras personas y reaccionamos en conformidad con ellas. Si nos enfrentamos a vibraciones que sentimos como desestabilizantes, una súbita contracción del tercer centro nos alertará del posible daño.

Una función importante de este tercer *chakra* es purificar los deseos de los centros inferiores, facilitando que se manifiesten sentimientos superiores. A medida que el hombre va superando el individualismo y el egoísmo como estrategias de vida, la proyección de la conciencia que está dirigida hacia

115

abajo cambia su enfoque dirigiéndose hacia el *chakra* cardíaco, hacia el corazón.

Alrededor de este tercer *chakra* existen múltiples *chakras* secundarios, lo que demuestra la importancia energética de este centro. Pensemos que la mayoría de los seres humanos tenemos nuestra vida centrada en los aspectos emocionales, siendo emociones y deseos los principales directores de nuestras acciones y reacciones.

- ### *Relaciones a nivel físico*

Su área de influencia abarca y controla el plexo solar, el páncreas, el hígado y las vías biliares, el estómago, el bazo, el intestino delgado y el colon o intestino grueso.

El *páncreas* es la glándula endocrina relacionada con el tercer *chakra*. Tiene una longitud de unos 23 cm y se extiende desde el duodeno hasta el bazo, por detrás del estómago. El páncreas cumple dos funciones: por un lado sus células fabrican y secretan el jugo pancreático, constituido por gran cantidad de enzimas y electrolitos importantes para la correcta digestión de los alimentos, y por otro secreta la insulina y el glucagón.

En 1922, Barting y Best aislaron la insulina por primera vez, y cambiaron radicalmente el futuro de los pacientes diabéticos que, destinados a morir pronto, pasaron a vivir de una forma prácticamente normal. La insulina es una pequeña proteína secretada por las células beta (ß) del páncreas que viaja por la sangre y cuando llega a la membrana celular la hace permeable a la glucosa, entrando rápidamente dentro de las células.

Como vemos, el páncreas se relaciona con el tercer *chakra* o plexo solar, el centro más activo en la humanidad en estos momentos. El páncreas contiene sustancias similares a las del cerebro, haciendo que todo el tercer *chakra* se comporte como un cerebro periférico emotivo.

Algunas disfunciones en este centro se manifiestan como alteraciones de la digestión, trastornos y molestias epigástricas (en el estómago), náuseas, vómitos, gastritis, úlcera péptica, hernia de hiato, cáncer gástrico, disfunciones hepáticas; el hígado es una gran fábrica de metabolización en donde no únicamente se metabolizan los alimentos, sino también las emociones, sobre todo la rabia; disfunciones de la vesícula biliar; trastornos del ritmo deposicional, en forma tanto de estreñimiento como de diarrea, alteraciones en la absorción de los alimentos, etc.

- ## Relaciones a nivel emocional

Actualmente éste es un centro muy activo en la mayor parte de la población mundial. Somos seres eminentemente emocionales y seamos conscientes o no, las emociones dirigen nuestros actos, acciones e impulsos. Nuestros patrones emocionales son responsables de nuestra forma de ver, entender y vivir la vida.

Si vivimos este centro en armonía, la información que nos viene del mundo exterior la percibimos no desde la emocionalidad impulsiva desestabilizadora, sino desde la comprensión amorosa.

Cuando somos capaces de ir transformando la calidad de nuestras emociones, cuando nuestro punto de atención pasa del tercer al cuarto *chakra*, desde la posición egocéntrica a la comprensión amorosa del corazón, empezamos a ser dueños y no esclavos de nuestras emociones. Nuestra vida empieza a no estar dominada por los impulsos; sentimos desde una perspectiva diferente, y el temor, el miedo, la ira, la rabia... van desapareciendo de nuestras vidas.

Un día alguien me dijo: ¡actúa, no reacciones!..., y me di cuenta de que mi vida estaba regida por mis reacciones a los impulsos que recibía del exterior; si alguien me hería yo reaccionaba a eso, si alguien me alababa yo reaccionaba también, y mi estabilidad estaba siempre a merced de lo que el exterior provocaba en mí.

Actúa, no reacciones... entra en el mundo de las causas y no vivas sólo en el de los efectos; ancla tu conciencia en el corazón y dejarás de estar tan a merced de las tormentas y vendavales de la vida.

Cuando este centro está armonizado, creamos sentimientos de paz, armonía interna y externa, con uno mismo y con el entorno en general. Podemos aceptarnos completamente, respetar los sentimientos y carácter de los otros, aceptando que todos somos diferentes y válidos por propio derecho.

Reconoceremos las experiencias de la vida como parte de

nuestro desarrollo. Usaremos nuestro poder constructivamente en beneficio del mundo y de nosotros mismos.

Cuando vivimos la desarmonía de este centro, manipulamos todas las cosas según nuestros deseos; seremos controladores, desearemos conquistar, ejercer poder; seremos dominantes e intentaremos que los demás actúen conforme a nuestra manera de pensar. Viviremos en un estado de egocentrismo, teniendo dificultades para compartir. Careceremos de paz interior, abusaremos de nuestra autoridad y seremos iracundos. Estas conductas se manifiestan a veces como un sentimiento de impotencia, que se transformará en agresividad contra los familiares más próximos, aunque no tengan culpa.

Ya hemos comentado que este centro actúa como una antena. Sentimientos de rabia, agresividad, furia, emitidos por otra persona pueden entrar en nuestro campo energético causando gran malestar. No es casual que ante una situación difícil y conflictiva nos protejamos cruzando los brazos en un intento de proteger esta zona.

Bloqueos en este centro por desarmonías emocionales pueden alterar nuestra conducta ante los alimentos, manifestándose tanto en forma de bulimia como de anorexia.

Bloqueos del tercer centro manifestados como dificultad para ingerir alimentos, junto con un bloqueo del primer centro manifestado como falta de Voluntad de vivir y dificultad de arraigarse a la vida, explicarían a nivel energético los bloqueos que se producen en algunas anorexias nerviosas.

- *Energía pránica:* fuego
- *Sentido:* vista
- *Color:* amarillo
- *Mantram:* Ram
- *Nota musical:* mi.

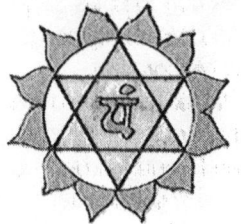

Cuarto *chackra*
ANAHATA

Figura 32
Cuarto chakra

También llamado *chakra* cardíaco.
Representado por un loto de doce pétalos.

• *Localización*

Se localiza en el tórax, en el centro del pecho, ligeramente desplazado a la derecha del corazón.

El cuarto *chakra* es uno de los centros más importantes de nuestra anatomía energética, y su apertura se relaciona con la capacidad del individuo de expresar Amor, tanto de autoestima, como hacia los demás. La forma de expresión más elevada es el Amor incondicional.

Hemos analizado los tres primeros *chakras* y vamos a sobrepasar el diafragma. Éste es la estructura anatómica que separa los centros inferiores de los superiores, el cuarto centro es un *chakra* de transición, mediador entre lo material y lo inmaterial; entre la vinculación con el planeta, la materia, la procreación, las emociones, la digestión, asimilación y excreción de alimentos, y la mente, el pensamiento, la percepción, y la vivencia espiritual. El cuarto *chakra* conecta los centros físico-emocionales (primer-segundo-tercer *chakras*) con los centros mental-espirituales (quinto-sexto-séptimo *chakras*).

Figura 33
El triángulo superior representa los tres chakras superiores (séptimo, sexto, quinto), el triángulo inferior representa los tres chakras inferiores (primero, segundo, tercero)

Figura 34
La estrella simboliza la luz en el corazón (cuarto chakra), lugar donde se fusionan los dos triángulos

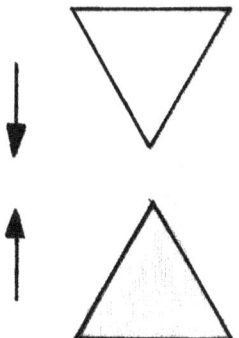

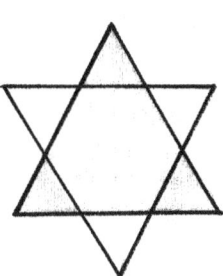

119

La fusión de los tres *chakras* inferiores con los tres superiores se representa simbólicamente como dos triángulos que se superponen, y que simbolizan la *luz en el corazón*.

El cuarto centro es complementario del tercer centro o plexo solar; las energías no armonizadas de nuestras emociones deben ser elevadas y transformadas con la energía de Amor del corazón. Se trata de relacionarnos con el mundo exterior a través del corazón y no a través de la energía emocional del plexo solar. Ése es el camino de nuestra elevación.

La experiencia de una enfermedad de las características del SIDA o de un infarto de miocardio son una oportunidad, si se consigue vivir desde un prisma positivo, para iniciar una importante transformación personal y un nuevo enfoque de nuestras relaciones amorosas con nosotros mismos y con los demás.

- **Relaciones a nivel físico**

Su área de influencia y los órganos con los que se relaciona son el corazón y todo el sistema circulatorio.

Además, este centro se relaciona con el pulmón y en concreto con el proceso de intercambio gaseoso, por lo que a nivel pulmonar está vinculado con la parte microscópica del árbol bronquial. La célula pulmonar neumocito depende funcionalmente de este centro. La tráquea y los bronquios, que son la parte macroscópica del árbol bronquial, se relacionan con el quinto centro.

El timo es la glándula relacionada con el cuarto *chakra*. En él maduran los linfocitos T encargados de la inmunidad celular.

La cardiopatía isquémica manifestada como angina de pecho (angor), infarto de miocardio, accidente vascular cerebral, etc., trastornos de la circulación, asma, patología del timo, son algunos ejemplos de disfunciones de este centro.

El Dr. Richard Gerber, en su libro *La curación energética*, afirma que las *lecciones de amor* son unas de las más importantes que debemos aprender durante nuestra vida.

Todos sabemos que los principales factores de riesgo cardiovascular son el hábito de fumar, la hipercolesterolemia (cifras de colesterol elevadas), la hipertensión arterial... y que actuar sobre dichos factores con medidas preventivas es decisivo a la hora de disminuir sus efectos. Esto es evidente, pero un paso más sería, tal como afirma el Dr. Gerber, reconocer la importancia del vínculo entre la forma de expresar y vivir el Amor, anomalías del cuarto centro y las dolencias cardíacas. No en balde la primera causa de muerte en los países occidentales son las enfermedades cardiovasculares.

- ### Relaciones a nivel emocional

El propósito de este *chakra* es encontrar la unión a través del Amor. A medida que nos vamos haciendo capaces de amar incondicionalmente, a nosotros y a los demás, este centro se va abriendo, facilitándose el flujo de energía a todos los órganos que de él dependen.

Conforme vamos aprendiendo a aquietar el *ruido* de nuestras emociones, y vivimos más centrados en nuestro corazón, percibimos cada vez más la belleza de la naturaleza, la armonía del arte, la música, la poesía.

Con su apertura vamos desarrollando la *conciencia de grupo*, la solidaridad, y los sentimientos de soledad, de separación, van siendo reemplazados por sentimientos de unión con todos los seres y criaturas que nos rodean. Progresivamente nos vamos haciendo más conscientes del Amor que rodea a toda la creación y nuestra vida se va llenando de gozo y alegría internos. Vivir en esta conciencia nos protege de enfermedades y estimula nuestro sistema inmunitario.

Son muchos los autores que nos hablan de la relevancia del Amor como energía de curación, como la Dra. Elisabeth Kübler-Ross, o el Dr. Bernie S. Siegel.

El temor a no ser queridos, a ser rechazados, a demostrar o compartir afecto, entre otros, son actitudes, estados y emociones que pueden bloquear el cuarto *chakra*.

Cuando tenemos miedo somos hostiles, enjuiciamos, estamos llenos de resentimiento, criticamos constantemente, somos incapaces de perdonar, sentimos rabia, ira...; todos estos sentimientos permanecen grabados en nuestro campo energético, hasta que somos capaces de liberarnos a través de la comprensión y el perdón. Perdonar es una de las acciones más poderosas que podemos realizar para liberarnos, pero no desde la aceptación o actitud de víctima, sino desde la comprensión y el corazón.

Si nuestra memoria está anclada en el pasado en vez de estarlo en el presente, inconscientemente forzaremos aconte-

121

cimientos y repetición de experiencias, porque mantendremos viva esa energía origen de la causa y viviremos siempre sus efectos.

Cuando empezamos a trabajar con la conciencia que nos aporta el cuarto *chakra*, salen a la luz muchas grabaciones que teníamos archivadas, sólo que ahora podemos observarlas desde otra perspectiva y reconocerlas como *causas* responsables de las circunstancias y *efectos* que hemos vivido. Con esta comprensión, a la luz de la conciencia del cuarto y sexto centros, seremos capaces de comprender, trascender y perdonar.

- *Energía pránica:* aire
- *Sentido:* tacto
- *Color:* verde o rosa. El verde es el color de la sanación, pero también puede visualizarse en rosa, color del amor.
- *Mantram:* Yam
- *Nota musical:* fa.

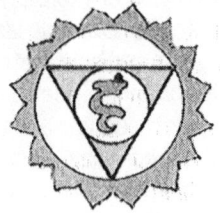

Quinto chackra
VISHUDAHA

Figura 35
Quinto chakra

También llamado *chakra* laríngeo.
Representado por un loto de dieciséis pétalos.

• Localización

En la zona de la garganta, lugar donde se sitúa la glándula tiroides. A nivel posterior se conecta con las V, VI, VII vértebras cervicales. La VII vértebra la podemos localizar fácilmente, ya que su apófisis espinosa es la protuberancia que aparece en la nuca al inclinar el cuello hacia delante.

Este centro es el *chakra* de la expresión humana, de la co-*municación*. A través de la palabra, de la voz, damos expresión física a nuestro mundo interno (ideas) y es por tanto un centro de creación, de expresión. Es un enlace entre nuestros sentimientos y pensamientos, impulsos y reacciones, transmitiendo al mundo exterior el contenido de otros *chakras*.

En él se regulan las *ambiciones,* y es el *chakra* de la *voluntad,* de la capacidad del individuo para admitir sus necesidades, para expresar lo que verdaderamente siente. Junto con el cuarto *chakra*, es el centro de la alegría y expresión de lo más superior.

Su *chakra* complementario es el segundo, ambos centros creadores. En el *Vishudaha* se une la creatividad de *Swadhisthana* (segundo centro sacro), con la energía de los restantes *chakras*.

En la práctica del Hatha Yoga éste es un centro de gran importancia, que se tiene muy en cuenta en las asanas o posturas físicas.

• Relaciones a nivel físico

Los órganos con los que se relaciona y su área de influencia abarca parte del sistema respiratorio: laringe, tráquea, bronquios, pulmones...; aunque recordemos que el intercambio gaseoso está influenciado por el cuarto centro. Controla las estructuras del cuello: cavidad bucal, dientes, mandíbulas, vértebras cervicales, hombros; el sistema de fonación: cuerdas vocales, el paso del aire por ellas. La voz y el tono de voz están influidos por este *chakra*. También se relaciona con los oídos.

La glándula relacionada con el quinto *chakra* es la tiroides.

Algunas disfunciones de este centro se manifiestan como alteraciones de la voz, disfonías, ronquera, tartamudez, dificultad en la deglución, sensación de opresión en la garganta, bolo histérico; patología a nivel de la glándula tiroides como hiper o hipotiroidismo, bocio, quistes coloides...; dolor en la zona de las cervicales, músculos trapecios y hombros. Ésta es una región donde se manifiestan gran cantidad de tensiones. Disminución de la capacidad auditiva, hipoacusia, sordera, etc.

• *Relaciones a nivel emocional*

Cuando este centro está armonizado podemos expresar todo aquello que vivimos en nuestro mundo interior. Somos capaces de comunicarnos, tanto hablando como a través de otras formas de expresión como el arte, la música, la danza, la creación intelectual, etc. Nuestras ideas, conocimientos, percepciones, deseos, alegrías o tristezas, podrán fluir desde nosotros hacia el exterior.

Tendremos *fuerza de voluntad* para realizar nuestros proyectos y deseos, sin manipular ni interferir en la vida de los demás. Para su equilibrio es importante el deseo de vivir nuestra propia vida, respetando a los que nos rodean.

Este quinto *chakra* se armoniza haciendo un uso correcto de la palabra. Alineándonos y conectando con lo más profundo y sabio de nuestro ser, con nuestro silencio interior, nos aquietamos y podemos "escuchar" nuestra voz interior, inspiración del alma, la mejor guía para nuestro caminar en la vida. Desarrollaremos la clariaudiencia, que significa *oír claro,* lejos de los ruidos de nuestros temores y bloqueos que distorsionan la realidad.

Disfunciones de este *chakra* pueden manifestarse como dificultades de comunicación. Tendremos dificultad para expresar pensamientos, ideas, deseos, emociones. Tendremos miedo de afirmarnos; seremos incapaces de decir "te quiero, lo siento, te perdono..."; no podremos expresar dolor (duelo reprimido). Todo ello puede tener su origen en múltiples bloqueos emocionales, y en este centro vivimos la dificultad de expresarlo. El quinto *chakra* también puede afectarse por hablar demasiado, por no decir la verdad o por decir verdades a medias.

De los reinos de la naturaleza sólo el ser humano tiene el don de la palabra, pero éste en vez de hacer un buen uso, hace un abuso de ella. Si observamos, veremos el uso tan inadecuado que hacemos de la palabra. El ser humano habla más de lo necesario. Cuando no tenemos otra cosa que hacer nos ponemos a hablar y hablar..., hablamos en exceso, malgastando así gran cantidad de energía, y no comunicamos aquello que realmente necesitamos o deseamos comunicar. Nos hace falta más silencio.

En las antiguas tradiciones se observa una disciplina respecto al sonido, al uso de la palabra y costumbres al hablar.

K. Parvathi Kumar en su libro *El sonido* (Editorial Dhanishtha), nos aporta algunas instrucciones relativas a su uso:

"1. Decir la verdad y decirla agradablemente".

No basta con que digamos la verdad, sino que hemos de decirla de manera agradable. En esto consiste el arte de hablar. No podemos herir a la gente en nombre de la verdad, porque la verdad no tiene como función herir. Lo que solemos considerar como la verdad no es sino nuestro punto de vista. La cólera, la irritación, son incompatibles con la verdad. Si estamos cargados con estas emociones lo que expresamos es sólo un punto de vista, pero no la verdad. Un punto de vista es una manera personal de ver las cosas, que se deriva de la experiencia de la personalidad. Eso es diferente de la verdad. La verdad abarca todo y lo incluye todo, nunca cambia, es agradable en todo momento y en todo lugar, no hiere. En nombre de la verdad muchos exponen con vehemencia sus puntos de vista y se comportan emocionalmente, pero cuando se expone la verdad ésta es fresca, reconfortante y emana bienestar por todos lados.

"2. No decir cosas que no son verdad para ser agradables".

No podemos decir cosas que no son verdad sólo para ser agradables. Tampoco podemos ser desagradables al decir la verdad.

"3. Cribar las palabras para evitar palabras innecesarias".

La persona que habla en exceso se olvida de lo que tiene que hacer, y esto destruye poco a poco su fuerza de voluntad.

"4. Ser precisos en el uso de las palabras al hablar".

El arte de hablar es de aquellos que utilizan pocas palabras y precisas.

"5. Atesorar el silencio y hablar cuando sea necesario".

"6. No perder la amabilidad aun cuando estemos en silencio".

"7. Llegados a este séptimo estadio alcanzamos el silencio mental y verbal".

"8. Cantar y practicar la música es una excelente actividad para hablar con acierto".

"9. Aprender a escuchar".

No escuchamos por completo porque estamos ansiosos por hablar. Antes incluso de que otra persona termine de hablar, ya queremos hacerlo nosotros. El que no es capaz de escuchar, no puede comprender lo que el otro intenta decir. Nos interesa mucho más que queden claras nuestras ideas, antes que entender las intenciones de los demás. El mejor conversador es el que sabe escuchar. Nunca podremos decir nada de provecho sin antes haber desarrollado la capacidad de escuchar.

"10. Escuchar completamente cuando los demás hablan y escuchar completamente cuando nosotros hablamos".

- *Sentido:* audición
- *Color:* azul
- *Mantram:* Ham
- *Nota musical:* sol.

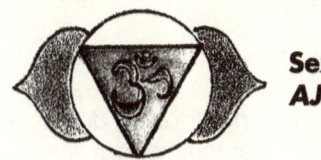

Sexto *chackra*
AJNA

Figura 36
Sexto chakra

También llamado *chakra* frontal. Centro del ojo de la sabiduría. Representado por un loto de noventa y seis pétalos.

Está formado por dos pétalos, que a su vez están compuestos por cuarenta y ocho pétalos menores (48 + 48 = 96). El número de 48 pétalos procede de la suma de los pétalos de todos los *chakras* anteriores: (4 + 6 + 10 + 12 + 16 = 48).

Estos dos pétalos representan simbólicamente los dos mundos de la realidad, el manifiesto y el no manifiesto, materia y espíritu, Occidente y Oriente, Yin y Yang, *Ida* y *Pingala* entrelazados..., recordemos que en *Ajna* tiene fin la polaridad alternante.

El sexto *chakra* también recibe el nombre de *"centro del ojo de la sabiduría"*, puesto que es el ojo que mira hacia el interior, a la sabiduría trascendente, en vez de hacerlo hacia el exterior. Es la sede de la *intuición*, centro de la *visión clara*. El grado de actividad de este centro indica el grado de agudeza intuitiva del individuo, así como de su sabiduría consciente. La conexión del sexto centro con el *chakra* superior de la coronilla o séptimo centro permite que el Conocimiento con mayúscula sea accesible al hombre. En ellos reside el conocimiento y comprensión de la verdad.

En este centro se registra la intención de crear, pero no es un centro de creación en el mismo sentido que el centro laríngeo o centro sacro, sino que en él reside y contiene la *idea*, que está detrás de la creatividad activa.

A medida que *Ajna* se despliega vamos adquiriendo una visión más clara de nuestra vida, de nuestro papel y misión en ella, tendremos una visión y comprensión global de los acontecimientos y sucesos que nos van ocurriendo, comprenderemos los patrones arquetípicos, influencias y causas de los acontecimientos que nos han ido sucediendo en la vida, y poseeremos la facultad de intuir cuál es el camino adecuado a tomar ante las decisiones de la vida. A través de él podremos "ver" y, gracias al conocimiento intuitivo, comprender la realidad de la causa y el efecto.

Pocas personas tienen un sexto centro realmente desplegado, hecho que siempre se acompaña de un avanzado estado de conciencia. No obstante, a pesar de un desarrollo incompleto, este centro puede funcionar mucho más armónicamente que otros, manifestándose en una mente activa y gran habilidad intelectual.

• *Relaciones a nivel físico*

Como centro independiente e integrador es uno de los responsables del correcto control y funcionamiento del sistema endocrino. Se relaciona con la glándula hipófisis, también llamada pituitaria, pequeña glándula de menos de 1cm de diámetro, que se encuentra alojada en el interior de la silla turca del hueso esfenoides en la base del cráneo, y está unida al hipotálamo por el tallo hipofisario. Así como *Ajna* es el gran centro integrador, su glándula hipófisis también lo es, siendo ella la expresión física endocrina del sexto centro.

Hemos visto cómo el sexto *chakra* se representa con dos pétalos compuestos por cuarenta y ocho pétalos menores y que representan los dos mundos de la realidad. Bien, pues la glándula hipófisis a su vez está formada también, desde el punto de vista de su fisiología, por dos lóbulos o porciones: la hipófisis anterior o adenohipófisis, y la hipófisis posterior o neurohipófisis:

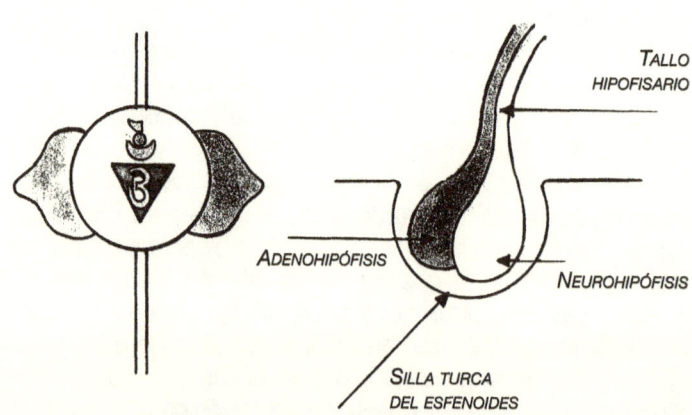

Figura 37
Representación hindú del sexto chakra

Figura 38
Glándula hipófisis Situada en el interior de la silla turca del hueso esfenoides del cráneo

TALLO
HIPOFISARIO

ADENOHIPÓFISIS

NEUROHIPÓFISIS

SILLA TURCA
DEL ESFENOIDES

La hipófisis anterior o adenohipófisis fabrica una gran cantidad de hormonas que a su vez tienen la misión de controlar nuestro sistema endocrino. Algunos ejemplos son:

- ACTH u hormona adenocorticotropa. Tiene la acción de mantener y estimular la estructura y función de las glándulas suprarrenales.
- TSH u hormona tireoestimulante. Tiene la función de estimular y mantener la glándula tiroides.
- LH y FSH u hormonas luteoestimulante y foliculoestimulante. Tienen la función de actuar sobre ovarios y testículos.
- PRL o prolactina. Estimula el desarrollo mamario y la producción de leche.
- STH o GH o somatrotopa. Encargada de funciones muy variadas, ejerciendo una influencia fundamental en el crecimiento, etc.

Vemos, pues, la importancia de este centro y su vinculación directa con el sistema endocrino como centro del "ojo de la sabiduría", y sede de la visión clara e intuición. Cuando funciona armónicamente el resto de nuestros *chakras* también lo hacen, y a medida que se va desplegando, todo nuestro sistema se va armonizando.

• *Relaciones a nivel emocional*

Cuando este centro está armonizado, poseemos "claridad mental" que nos aporta comprensión. Una comprensión no parcial sino global de las cosas. Somos capaces de entender las relaciones causa-efecto, y la sabiduría guía nuestras acciones. No obstante, este centro puede funcionar mucho más equilibradamente que cualquier otro a pesar de un desarrollo incompleto, manifestándose con una mente rápida, eficaz, activa y una gran habilidad intelectual.

Antes de crear algo, existe la "idea" de ese algo a crear, y a través del sexto *chakra* junto con el séptimo, somos capaces de intuir, imaginar o visualizar aquello que posteriormente llevaremos a la forma. Tendremos desarrollada la percepción que nos permite captar las "ideas" que están detrás de la expresión externa.

Visualizar es algo más que imaginar. Nuestra mente posee una capacidad creadora mucho mayor de lo que sospechamos, y podemos potenciar esa capacidad mediante la visualización, que es una herramienta valiosa para crear en nosotros aquello que precisamos. Cuando imaginamos, creamos y proyectamos imágenes en nuestra pantalla mental. Al visualizar esas imágenes son mantenidas e impregnadas de energía, formándose el molde energético de aquello que, si se dan las circunstancias adecuadas, posteriormente podrá plasmarse en la forma externa.

Lo que imaginamos suele ser fugaz y no perdurable, pero cuando a lo imaginado lo impregnamos de la energía de nuestra conciencia y constante contemplación, lo imaginado adquiere una mayor dimensión y potencia. La energía sigue al pensamiento, y un pensamiento dirigido con intención afecta la forma. Pensamientos amorosos dirigidos sobre una parte de nuestro organismo, o sobre todo él, pueden contribuir favorablemente a nuestra salud.

Para visualizar debemos tener una respiración rítmica, acompañada de una meditación concentrada con un enfoque definido del aliento y la atención. A medida que el propósito de la forma creada se define en nuestra mente, finalmente vitalizamos, damos energía a esa forma mental.

Todo este proceso requiere práctica y sobre todo aquietamiento de las emociones. Es importante desarrollar cierto grado de autocontrol y desinterés personal. La actitud correcta es una actitud amorosa y desapegada del resultado.

Practicando este método podremos ayudar enormemente a nuestro organismo a mantenerse sano y equilibrado al visualizarlo en perfecto funcionamiento, además de ayudarlo a recobrar la salud en caso de haberla perdido.

Cuando este centro está parcialmente bloqueado, nuestra vida se rige exclusivamente por el intelecto y la razón. Las únicas cosas que aceptaremos serán aquellas que nuestra mente pueda comprender de una forma racional, y organizaremos todos los aspectos de nuestra vida de manera intelectual. Podremos poseer una mente analítica, astuta, con nuestras facultades intelectuales desarrolladas, pero podemos volvernos víctimas de nuestra arrogancia intelectual. Rechazaremos la introspección y la búsqueda interior. Careceremos de una visión global de las cosas, así como de la capacidad de interpretar e integrar todas nuestras experiencias. Encontraremos ciertas reflexiones absurdas, y las veremos como pérdida de tiempo, sin sentido ni uso práctico.

Podremos forzar con nuestra mente ciertos sucesos, simplemente por el hecho de demostrar poder sobre los demás y satisfacer nuestro orgullo. En estos casos, el tercer centro plexo solar suele estar desequilibrado, mientras que centros como el cuarto cardíaco o séptimo superior, sólo están parcialmente desarrollados.

Cuando este centro está bloqueado, en situaciones de gran demanda externa, carecemos de claridad y podemos no entender nada de lo que sucede. Nuestro pensamiento puede estar confuso y verse determinado e influenciado por patrones emocionales no resueltos que nos distorsionan la realidad. Podremos volvernos más olvidadizos e incluso en ocasiones tener la sensación de perder la razón.

- *Sentido:* visión
- *Color:* índigo (también amarillo dorado o violeta)
- *Mantram:* Ksham
- *Nota musical:* la.

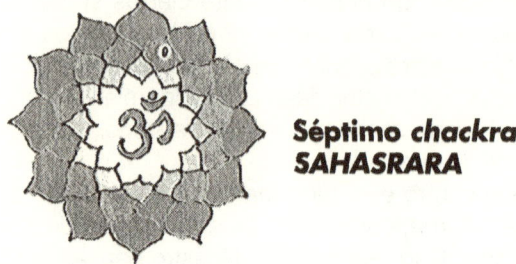

Séptimo chackra
SAHASRARA

Chakra de la corona, coronal.
Representado por un loto de mil pétalos.

• *Localización*

En medio de la cabeza en su punto más elevado, en la corona del cráneo (relacionado con la "tonsura" de los monjes).

Es el último de los siete *chakras* principales. En el ser humano común permanece poco activado y empieza a entrar en mayor actividad cuando el individuo comienza a interrogarse acerca del sentido de la vida, explora su interior buscando sus orígenes como ser consciente, y se plantea la vida como un camino de superación y perfeccionamiento espiritual.

La glándula endocrina con la que se relaciona el séptimo *chakra* es la pineal o epífisis, que se sitúa en el Sistema Nervioso Central, en el cerebro, debajo de una estructura deno-

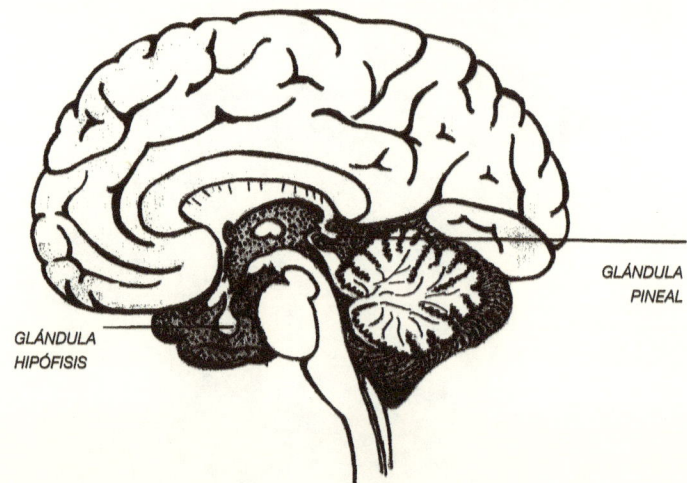

Figura 40
*Corte transversal
del cerebro
donde se
aprecia la
localización
de las glándulas
hipófisis y pineal*

GLÁNDULA
PINEAL

GLÁNDULA
HIPÓFISIS

minada cuerpo calloso, encargada de establecer la unión y comunicación entre ambos hemisferios cerebrales.

La función de la glándula pineal o epífisis no está aún muy bien definida, pero podemos intuir su gran importancia ya que es la glándula relacionada con el séptimo *chakra*, el centro vibracional más elevado de nuestro sistema sutil. El séptimo centro apenas ha entrado en actividad en la mayoría de los seres humanos; quizá por eso desconocemos las funciones de esta glándula, de la cual la ciencia no ha determinado su función de una forma concluyente.

El libro de fisiología humana de Gayton, que tanto me enseñó sobre el funcionamiento del organismo durante mis días de estudiante, dice lo siguiente sobre la glándula pineal: *"...se le atribuye la función de ser el asiento del Alma... sin embargo por estudios de anatomía comparada se sabe que la glándula pineal es un vestigio de lo que era el tercer ojo...".*

La glándula pineal segrega también algunas de las sustancias endocrinas segregadas por el hipotálamo. El hipotálamo es una zona, un núcleo del cerebro encargado de funciones muy importantes relacionadas con funciones involuntarias necesarias para nuestra vida; por ejemplo, regulación de la frecuencia cardíaca, temperatura corporal, sensación de hambre; actúa sobre el movimiento intestinal, regulación del agua corporal, sensación de sed, etc. Actúa sobre la glándula hipófisis (sexto *chakra*) haciendo que secrete hormonas. Podemos observar la íntima relación entre el hipotálamo y la glándula pineal, pero esta última segrega además otras sustancias como CFR, GnRH, melatonina, etc.

La melatonina es una hormona segregada por la glándula pineal. En estos últimos años, su conocimiento más profundo ha causado un gran "revuelo", al atribuírsele propiedades como la de ser la "hormona de la eterna juventud". En algunos países ha sido comercializada, pero las administraciones sanitarias han informado del desconocimiento que su administración exógena, es decir ingerirla sin indicación o controles adecuados, puede ocasionar en el organismo. Hemos de pensar que la melatonina es una hormona y, como sabemos, la administración exógena de una hormona puede ocasionar la anulación y atrofia de la glándula que la produce. Cualquier administración injustificada puede afectar nuestro sistema y equilibrio, en este caso de forma insospechada.

133

No es casual que todo este conocimiento esté surgiendo precisamente en un momento de grandes cambios y de gran despertar planetario. Quizás esté llegando el momento en que debamos conocer más profundamente las posibilidades de nuestro séptimo *chakra*, un centro que según la tradición oriental nos conecta con lo más superior de nosotros mismos, y nos puede abrir a una dimensión desconocida de nuestras potencialidades y constitución.

Por otro lado, es interesante destacar que la elaboración endógena de melatonina por nuestro propio organismo puede ser activada con una alimentación sana, y una adecuada exposición a la luz solar.

Alimentos ricos en magnesio, vitamina B_6, calcio, antioxidantes presentes en frutas, verduras, avena, arroz, etc., favorecen la producción de melatonina. Es importante evitar, en la medida de lo posible, turnos nocturnos y exposiciones a campos electromagnéticos.

La actividad de la glándula pineal está regulada también por la exposición a la luz solar y la cantidad de luz que los ojos perciben cada día. Existe un trastorno, llamado Trastorno Afectivo Estacional o SAD (*Sensorial Affective Disorder*), que se caracteriza por un cuadro de fatiga progresiva, somnolencia, dificultad para iniciar las actividades por la mañana, discreto aumento de peso, disminución del rendimiento intelectual, etc.; síntomas que aparecen en los meses de otoño e invierno, para desaparecer en la primavera. Su diagnóstico se realiza a través de la historia clínica, siendo los resultados en los análisis en sangre completamente normales.

Trabajos de investigación en los países nórdicos, donde en invierno es difícil la exposición solar, han llegado a la conclusión de que el tratamiento de elección para este síndrome es una adecuada exposición a la luz, mejor que la administración de ansiolíticos, antidepresivos o terapia psicológica. Un estudio publicado en 1993 en la revista médica *JAMA*, sugiere la utilización de un foco de luz brillante estándar, colocado con un ángulo de 45 grados respecto a la cabeza y a unos 45 cm de distancia, aplicado durante unos 30 minutos por la mañana y 30 minutos por la tarde, variando el tiempo de exposición según la gravedad de los síntomas. A su vez aconsejan paseos al sol durante las horas de mayor intensidad. ¡Ellos no tienen tanta suerte como nosotros, el sol del Mediterráneo les pilla un poco lejos...!, ¡aprovechemos nosotros correctamente sus virtudes, así mejoraremos nuestra vitalidad...!

A medida que el séptimo *chakra* se despliega van desapareciendo los bloqueos de los centros inferiores, vibrando cada uno de ellos en su frecuencia más elevada hasta alcanzar el estado de perfección. Nuestras emociones estarán calmadas, nuestra mente despierta, abierta, expandida y con el desarrollo y despliegue de nuestros centros, los momentos de unión con la Energía de la Vida serán cada vez más frecuentes, hasta que se conviertan en una realidad permanente. Viviremos en la conciencia universal y en el amor incondicional. Nuestra voluntad y propósitos serán la Voluntad y Propósitos de la Voluntad Una.

Cuando este centro todavía no ha comenzado a desplegarse, vivimos en un sentimiento de separación, y no encontramos sentido y propósito a nuestra vida. Vivimos sumergidos en el miedo y el temor que nos mantienen bloqueados. Percibir la falta de sentido en nuestra vida es un impulso para la búsqueda, es un motor que nos moviliza a avanzar si nos abrimos a lo nuevo y al cambio. Existen en nuestra vida momentos, en ocasiones vividos como *crisis*, que nos impulsan a mirar hacia el interior, a abrirnos a la sabiduría y transformar nuestra vida, transformándonos. A menos que escuchemos esas intuiciones e interpretemos esos sentimientos como inicio de una búsqueda, podemos perder una gran oportunidad de avanzar.

Muchas personas huyen de esos impulsos e intuiciones y llenan sus vidas de actividades, obligaciones, nuevas responsabilidades... para así no disponer del tiempo necesario para reflexionar. Muy a menudo estas personas caen en una enfermedad que les obliga a detenerse, pudiendo ser la enfermedad mediadora de cambios profundos si sabemos interpretar el mensaje que permanece detrás de las apariencias.

La apertura de este centro permite acceder a los estados más elevados de la Conciencia y del Ser. Su activación consciente corresponde a las fases iniciales del camino ascendente hacia la perfección y a través de su desarrollo experimentamos la unión con el Todo.

- *Color:* violeta
- *Mantram:* Om
- *Nota musical:* si.

■ Epílogo

Hasta aquí nos hemos aproximado a nuestra constitución desde lo más físico a lo más sutil, de lo más material a lo más energético, en una síntesis entre Oriente y Occidente. Pero apenas hemos comenzado. Todavía queda mucho por descubrir y grandes secretos por desvelar. Ante este reto son necesarios una mente y un corazón abiertos para situarnos ante el umbral que puede conducirnos a seguir avanzando en el conocimiento del *milagro de la vida*.

Son momentos de cambio, de síntesis, de unión, y por tanto momentos de gran oportunidad. Sentir la maravilla que somos, descubrir nuestro potencial, convertirnos en seres plenos y felices, atrevernos a ser brillantes y magníficos. Ése en nuestro reto, y... ¿por qué no?

Nos preguntamos: ¿Quién soy yo para ser brillante, pleno, talentoso? Pero, en realidad, ¿quiénes somos nosotros para No serlo? Nuestro temor no es ser inadecuados, nuestro temor es que somos poderosos más allá de cualquier medida. No beneficia al mundo que nos desvaloricemos. Hemos nacido para manifestar la gloria de la *Vida*, que está en nuestro interior, y en nosotros está el potencial para irla realizando. La *Vida* es un milagro manifestado cada instante, pero nos ofuscamos en nimiedades... y mientras tanto la *Vida* se nos escapa.

Si en algo se nos ha despertado la curiosidad, si nos conocemos algo mejor, si empezamos a intuir que la vida es en parte como la vamos proyectando y aceptando, si siento que mi granito de arena puede contribuir a crear un mundo mejor, si siento que cada instante y todo lo que me rodea es en realidad un milagro, si puedo ir un poco más allá de las apariencias y sumergirme en la esencia..., este libro habrá servido de algo.

■ Glosario

ADN: ácido desoxirribonucleico, contiene la información del código genético.

Asana: postura física del Hatha Yoga que aporta equilibrio al cuerpo físico y energético.

Aura: campo electromagnético irradiado desde el cuerpo físico. Envoltura de energía que manifiesta el estado físico, emocional, mental, espiritual de una persona.

Bazo: órgano glandular situado en la parte superior e izquierda de la cavidad abdominal. Pertenece al sistema linfoide. Destruye glóbulos rojos viejos, leucocitos, plaquetas. Sirve de reservorio de sangre, produce linfocitos, anticuerpos, etc.

Biomagnetismo: área científica que trata de detectar y cuantificar los campos magnéticos generados por los seres vivos.

Bruxismo: rechinamiento de los dientes de forma involuntaria, sobre todo durante el sueño. Puede estar relacionado con tensión emocional, rabia, cólera, miedo, etc.

Chakra: palabra sánscrita que significa rueda o vórtice. Centro energético, receptor y transformador de las energías sutiles emocionales, mentales y espirituales, que al procesarlas las transforma en información que influye sobre el sistema nervioso y endocrino.

Cuerpo calloso: zona del cerebro, constituido por fibras nerviosas que unen los dos hemisferios del cerebro.

Enzima: molécula proteica que cataliza o acelera reacciones químicas en nuestro organismo.

Hipercolesterolemia: aumento de las cifras de colesterol en sangre.

Holograma: imagen tridimensional creada por la interferencia de dos haces de luz láser y que posee las características de principio holográfico en el que "la parte contiene al todo"

Ida: canal energético que nace en la base de la columna a nivel del primer *chakra*, a la izquierda de *Sushumna* y termina a nivel del sexto *chakra*. Representa el aspecto femenino de la energía (Yin), facilita el dominio de las emociones.

Límbico, sistema: conjunto de centros cerebrales que procesan la información emocional.

Linfocito: tipo de glóbulo blanco responsable de la respuesta inmunitaria de defensa.

Mantram: sonido capaz de producir un estado vibracional en el organismo que aporta quietud emocional y mental.

Meridiano: canal de acupuntura, conductor de la energía del organismo llamada Qi.

Moxibustión: técnica de la Medicina Tradicional China, que utiliza una moxa o cono de artemisa que se enciende con fuego y se aplica próximo a la piel para producir una estimulación calórica en la zona de un punto de acupuntura.

Nadi: palabra sánscrita que significa conducto, vasija. Canal conductor de la energía del organismo, más sutil que los meridianos de acupuntura, permite el circular energético entre los *chakras* y el resto del organismo.

Neurona: célula nerviosa.

Neurotransmisor: molécula portadora de información que participa en la transmisión del impulso nervioso entre neuronas.

Personalidad: herramienta de la que disponemos para expresarnos y experimentar en la vida. Está constituida por la unidad cuerpo físico-etérico, emocional y mental.

Physis: Naturaleza Universal, concepto de la medicina hipocrática. Fondo universal donde nace todo cuanto existe.

Pingala: canal energético que nace en la base de la columna a nivel del primer *chakra*, a la derecha de *Sushumna,* y termina a nivel del sexto *chakra*. Representa el aspecto masculino de la energía (Yang), facilita el dominio de la mente.

Prana: energía vital, fuerza que produce los fenómenos vitales, y que fluye por los *nadis*. Nombre que recibe la energía vital en India.

Pranayama: ejercicios respiratorios del Yoga, que facilitan el correcto fluir de la energía a través del cuerpo.

Psiconeuroinmunología: rama de la medicina que estudia las interacciones entre la mente, las emociones, el sistema inmunitario y el organismo.

Qi: energía sutil que fluye por los meridianos de acupuntura.

Reflexología podal: método terapéutico que trata el cuerpo ejerciendo presión sobre distintos puntos reflejos en la planta del pie.

Superconductores: materiales que a determinadas temperaturas dejan de oponer resistencia al paso de la corriente.

Sushumna: *nadi* o canal energético principal localizado en el centro de la columna. Se origina en el primer *chakra* y termina en el séptimo *chakra*.

Timo: glándula situada en el centro del tórax sobre el corazón. Contribuye a la regulación de la respuesta inmunitaria. Se relaciona con el cuarto *chakra*.

Tiroides: glándula endocrina situada en la garganta, encargada de regular el metabolismo. Se relaciona con el quinto *chakra*.

Toque Terapéutico: práctica curadora desarrollada por la enfermera Dolores Krieger, basada en el uso de las manos para dirigir y modular, con fines terapéuticos, las energías que activan y actúan en el cuerpo.

Yang: polaridad masculina-activa.

Yin: polaridad femenina-receptiva.

◼ Bibliografía

ALFONSO, DR. EDUARDO. *Curso de Medicina Natural en cuarenta lecciones.* Editorial Kier, S.A. Argentina. 1992.

ANODEA, JUDITH. *Los chakras. Las ruedas de la energía vital.* Ediciones Robinbook, S.L. Barcelona. 1993.

BACH, DR. EDWARD. *Bach por Bach.* Ediciones Continente. Argentina. 1993.

BACH, DR. EDWARD. *La curación por las flores.* Editorial Edaf. Madrid. 1995.

BAGINSKI, BODO J. and SHARAMON, SHAILA. *The Chakra Handbook.* Lotus Light Publications. Wilmot, USA. 1991.

BRENNAN, BARBARA ANN. *Manos que curan.* Ediciones Martínez Roca, S.A. Barcelona. 1990.

CARVAJAL, JORGE. *Un arte de curar. Aventura por los caminos de la bioenergética.* Editorial Norma S.A. Colombia. 1995.

CHOPRA, DEEPAK. *Curación cuántica.* Plaza & Janes Editores, S.A. Esplugues del Llobregat (Barcelona). 1991.

DEROIDE, PHILIPPE. *Elixires florales. Armonizadores del alma.* Editorial Ibis. S.A. Sant Boi del Llobregat (Barcelona). 1993.

FOSTER, DR. R.C. DENNEY Y STEPHEN. *Cambridge Ilustrado Física,* Ediciones Grijalbo S.A. Barcelona. 1988.

GERBER, RICHARD. *La curación energética.* Ediciones Robinbook, S.L. Barcelona. 1993.

GRISCOM CHRIS. *Sanar las emociones.* Ediciones Luciérnaga, S.A. Barcelona. 1991.

GUYTON, ARTHUR C. *Tratado de Fisiología Médica.* Nueva Editorial Interamericana, S.A. México. 1977.

KRIEGER, DOLORES. *El poder de curar está en sus manos.* Ediciones Martínez Roca, S.A. Barcelona. 1994.

KUMAR, K.P. *El sonido.* Editorial Dhanistha. Capellades (Barcelona). 1993.

LAO TSU. *Tao Te Ching.* Vintage Books Edition. United States of América. 1972.

PEARCE, EVELIN. *Manual de Anatomía y Fisiología.* Editorial Elicien. Sant Joan Despí (Barcelona). 1981.

PIONTEK, MAITREYI D. *El Tao de la mujer.* Ediciones Luciérnaga, S.L. Barcelona. 1997.

SANTIAGO, CARMEN. *La constitución del hombre.* C.S.G. Santiago Ediciones. Venezuela. 1994.

SECCIÓN DE ESTUDIO Y ENSEÑANZA DE ACUPUNTURA Y MOXIBUSTIÓN DEL INSTITUTO DE LA MEDICINA TRADICIONAL CHINA DE BEIJING. *Localización de los puntos acupunturales.* Ediciones en Lenguas Extranjeras. Beijing. República Popular China. 1992.

SUSSMANN, DAVID J. *Acupuntura. Teoría y práctica.* Editorial Kier, S.A. Argentina. 1993.

WILBER, KEN. *El paradigma holográfico.* Editorial Kairós. Barcelona. 1991.